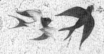

吴海科临证医案选辑

吴海科 主编

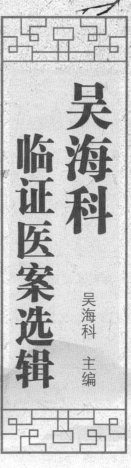

SPM 南方传媒 | 广东科技出版社
全国优秀出版社

·广州·

图书在版编目（CIP）数据

吴海科临证医案选辑 / 吴海科主编 . —广州：广东科技
出版社，2024.7
ISBN 978-7-5359-8254-4

Ⅰ . ①吴… Ⅱ . ①吴… Ⅲ . ①脑病—中医临床—经
验—中国—现代 Ⅳ . ①R277.72

中国国家版本馆CIP数据核字（2023）第245751号

吴海科临证医案选辑
Wu Haike Linzheng Yi'an Xuanji

出 版 人：严奉强
责任编辑：马霄行
封面设计：创溢文化
责任校对：李云柯 廖婷婷
责任印制：彭海波
出版发行：广东科技出版社
（广州市环市东路水荫路11号 邮政编码：510075）
销售热线：020-37607413
https://www.gdstp.com.cn
E-mail:gdkjbw@nfcb.com.cn
经 销：广东新华发行集团股份有限公司
印 刷：广州一龙印刷有限公司
（广州市增城区荔新九路43号1幢自编101房 邮政编码：511340）
规 格：889 mm×1 194 mm 1/32 印张4.5 字数120千
版 次：2024年7月第1版
2024年7月第1次印刷
定 价：28.00元

如发现因印装质量问题影响阅读，请与广东科技出版社印制室
联系调换（电话：020-37607272）。

自序

　　余儿时对中草药治病十分好奇，常常听母亲说起，当地一位颇有名气的老中医看病十分了得，特别是对儿科疾病，总能药到病除。母亲也会用草纸抄录一些该老中医给我们治病的方药，简单注明当时的主要症状，当我们出现同样病症时就按方取药，往往效如桴鼓。这是我所看到的最早、最简单的医案。

　　我早期接触阅读的一本中医书籍是我大哥1970年购买的，那是20世纪60年代末由当地县卫生防疫站编写的一本《农村常见疾病中草药治疗手册》，里面有一些常见病的简便验方和一些常见中草药的功效、主治与用法。由于当时信息闭塞，医疗卫生条件有限，一些小恙求治于该手册也确实有效。等到高考报志愿时，非常巧合，教语文的老师得知我报考西医院校后，建议我改报广州中医学院学中医。由此，我开始了自己的中医之路。

　　刚入校门时，我对中医理论体系一无所知，学习也无从下手。这时一位颇有学习心得的师兄告诉我，如果学习没有头绪就看《名老中医之路》，里面的中医大家无一例外均能熟读甚至背诵《黄帝内经》《伤寒论》《金匮要略》《温病条辨》等四大经典。因此，我学习中医基础理论时特别用心研读四大经典，包括熟读《黄帝内经》，背诵《伤寒论》《金匮要略》《温病条辨》的条文。参加工作20年后，我有幸被选中成为第三批全国优秀中医临床人才研修项目培养对象，拜国医大师熊继柏、全国名老中医徐富业、广东省名老中医黄培新等为师，习各家之所长，并开始积累临床疗效显著的中医医案。最近，我和我的弟子们将这些医案整理成册，并给每一个医案附上按语，以体现该医案的临床思路。

希望本书的出版能为读者学习中医提供参考。书中不足之处，敬请读者批评指正。

吴海科

癸卯年冬至日于禅城

目 录

第一章 中 风

第一节 概 述

中风最早见于《黄帝内经》，有"大厥""薄厥""偏枯""喑痱"之谓，与现代医学的急性脑血管疾病相似，包括缺血性中风和出血性中风两大类。因本病起病急骤、变化迅速、症状多端，与风"善行"而"数变"的特征相似，故古代医家取类比象而称其为"中风"；又因其发病突然，故又名"卒中"。中风者常表现为突然昏仆、不省人事、半身不遂、口眼㖞斜、言语不利等症状。病轻者可无昏仆而仅有半身不遂及口眼㖞斜等症状。

中风的发生主要因内伤积损、情志过极、饮食不节、体态肥盛等，引起虚气留滞，或肝阳暴亢，或痰热内生，或气虚痰湿，造成内风旋动，气血逆乱，横窜经脉，直冲犯脑，导致血瘀脑脉或血溢脉外而发病。

中风的主要病机为阴阳失调，气血逆乱。有研究表明，气虚血瘀证、风痰阻络证、阴虚风动证为古今中风的高发证型。如《诸病源候论·风病诸候·风半身不遂候》云："中风半身不遂者，脾胃气弱，血气偏虚，为风邪所乘故也。"除此之外，肝风夹痰，上扰清窍，气血逆乱，脑脉痹阻，经络不畅，导致风痰阻络，是中风发病的另一重要因素。阴虚阳亢，风火痰瘀相互为患，阴阳失调，气血逆乱，同样易致中风。本病病位在脑，与心、肾、肝、脾密切相关。

中风之发生，病机虽较复杂，但归纳起来不外虚、火、风、痰、气、血六端，此六端在一定条件下可相互影响，相互作用。本病病性多为本虚标实，上盛下虚。在本为肝肾阴虚，气血衰少，在标为风火相扇，痰湿壅盛，瘀血阻滞，气血逆乱。

中风急性期标实症状突出，急则治其标，治疗当以祛邪为主，常用平肝息风、清化痰热、化痰通腑、活血通络、醒神开窍等治疗方法。闭证和脱证当分别治以祛邪开窍醒神和扶正固脱、救阴回阳。内闭外脱则醒神开窍与扶正固本兼用。

第二节 医案举隅

【医案1】气虚血瘀之中风案

患者王某，男，67岁，农民，湖南人。患者自诉于2周前突发右侧肢体乏力，伴言语不利，当时无不省人事，无抽搐及二便失禁，曾在当地治疗，查头颅MRI+MRA：左侧基底节区脑梗死，脑动脉硬化、狭窄。经抗血小板、改善循环等治疗，症状稍有改善，但仍觉右侧肢体乏力，行走不便，言语欠流利，遂来诊。患者既往体健，否认高血压、糖尿病等病史，有长期吸烟史（约20支/日），少量饮酒。

2013年4月2日初诊：患者右侧肢体乏力，以右上肢为甚，行走不便，伴言语欠流利，无头痛头晕，胃纳可，无口干苦，二便调。舌暗淡，舌下脉络紫暗，苔白腻，脉沉细。体格检查：体温36.5℃，脉搏62次/分，呼吸18次/分，血压90/60mmHg，神志清，精神可，反应稍慢，面色暗，右侧鼻唇沟变浅，伸舌居中，左侧肢体肌张力、肌力正常，右侧肢体肌力稍增高，右上肢肌力约3+级，右下肢肌力约4级，右侧腱反射活跃，右侧霍夫曼征（＋），右侧掌颏反射（＋），双侧巴宾斯基征（－）。

中医诊断：中风病（中经络之气虚血瘀）。

西医诊断：脑梗死（左侧基底节区）。

治法：补气、活血、通络。

处方：补阳还五汤加减。黄芪30g，白术30g，茯苓15g，当归尾5g，川芎5g，桂枝10g，炙甘草5g，水蛭粉（冲服）3g，姜半夏9g，姜竹茹10g。共7剂，水煎服，每日1剂。

另加针刺外金津玉液、廉泉，电针右曲池、右合谷、右手三里、右手五里、双足三里、双三阴交、双肾俞。

2013年4月9日二诊：患者右侧肢体乏力明显好转，言语仍欠流利，有少许头晕，无头痛，睡眠欠佳，胃纳可，二便调，舌暗淡，苔白腻，脉沉细。证属气虚血瘀兼痰湿，治宜补气、活血、通络兼化痰开窍。上方加石菖蒲5g，针灸穴位同上。

服药7剂后患者右侧肢体乏力较前明显改善，右侧上、下肢肌力约4+级，行走平稳，言语流利，无头痛头晕。

【按】结合患者症状、体征及外院检查结果，"脑梗死"的诊断基本明确。患者年老体衰，平素嗜烟，脉按之沉细，考虑为正气亏虚。《黄帝内经》曰："虚邪偏客于身半，其入深，内居营卫，营卫稍衰，则真气去，邪气独留，发为偏枯。""气为血之帅"，气虚则助血乏力，头面、腠理、肌肉失于濡养，气机郁滞而瘀血阻滞于脑络及舌根，故见言语不利；气血不能达于四肢致半身不遂、行走不便；面色暗，舌下脉络紫暗，舌暗淡，苔白腻，脉沉细均为气虚血瘀之象。此证属本虚标实，治宜扶正祛邪。补阳还五汤首载于清代名医王清任的《医林改错》之"瘫痿论"篇，主要用于治疗半身不遂、口眼㖞斜、言语不利、口角流涎、大便燥结、尿频、尿失禁等症，现代临床上常用于治疗气虚血瘀证之中风。《血证论·阴阳水火气血论》中说："运血者，即是气。"虚羸之气得以补养，则气盛而能助血行，补阳还五汤即据此行补气生血之法，故方中重用黄芪以奏补气之效。患者经初治后，右侧肢体乏力改善，但仍有言语不利及头晕的症状，乃兼痰湿阻窍之故，加用石菖蒲化痰开窍，药对其证，故症状较前明显改善。

【医案2】中风偏身麻痹案

患者张某某，男，72岁，退休干部，佛山高明人。患者半年前突发右侧半身麻痹，伴肢体乏力，在当地诊断为脑梗死，予抗血小板、改善循环等治疗，右侧肢体乏力好转，但仍觉右半身麻痹，故前来治疗。有长期吸烟史，否认高血压、糖尿病等病史。

2014年12月18日初诊：患者右侧半身麻痹，伴头晕，耳鸣，口干，睡眠欠佳，无头痛、呕吐，胃纳可，二便通畅。体格检查：血压120/80mmHg，脉搏70次/分，神志清，对答合理，表情自然，查体合作，双肺呼吸音清，未闻及干、湿啰音，心率70次/分，律整。腹平软，无压痛及反跳痛，肋下肝脾未触及，肠鸣音存。双下肢无浮肿。神经系统检查：脑神经无异常，四肢肌张力、肌力正常，右侧半身针刺觉减退，右侧巴宾斯基征（+）。望其面色略红，舌暗红，苔白，闻其语声响亮，诊其脉细。

中医诊断：中风病（中经络之肝风内动）。

西医诊断：脑梗死。

治法：平肝息风，滋补肝肾。

处方：天麻钩藤饮加减。天麻15g，钩藤15g，石决明（先煎）30g，栀子10g，黄芩10g，川牛膝30g，杜仲15g，神曲5g，桑寄生15g，首乌藤30g，茯苓15g，磁石（先煎）20g。共7剂，水煎服，每日1剂。

2014年12月25日二诊：患者服药后觉头晕耳鸣减轻，右半身麻痹如前，口干，胃纳一般，二便正常，舌暗，苔白，脉细。证属肝风内动，治宜平肝息风，滋补肝肾。守上方，共30剂，水煎服，每日1剂。

2015年2月10日三诊：患者右半身麻痹减轻，已无头晕，仍有口干、失眠、多梦、舌暗红、苔白、脉细。证属肝风内动，治宜平肝息风，滋补肝肾。

处方：天麻钩藤饮加减。天麻15g，钩藤15g，石决明（先煎）30g，栀子10g，黄芩10g，川牛膝30g，杜仲15g，生地黄30g，淡竹叶10g，首乌藤30g，灯心草2g，磁石（先煎）20g。共30剂，水煎服，每日1剂。

【按】患者年老体弱，积损正衰，肝肾受损，肝肾阴亏，水不涵木，灼津为痰，痰热动风，瘀阻经络，故见肢体麻痹；风阳上扰，清窍不利，故头晕，耳鸣；肝火伤津，故口干；舌质暗红，苔白，脉细是肝肾虚夹瘀之故。《黄帝内经》云"虚邪偏客于身半，其入深，内居营卫，营卫稍衰，则真气去，邪气独留，发为偏枯"，故本案治以平肝息风，佐以滋肾，方药用天麻钩藤饮加减而获效。

【医案3】脑干出血发热案

患者聂某某，男，48岁，佛山三水人，因"神志不清27天"于2017年10月26日入院。患者于2017年9月29日工作中突发呕吐并不省人事，被送外院住院治疗，头部CT：脑桥及双侧小脑区脑出血（约4.5mL），左侧基底节区及双侧放射冠区腔隙性脑梗死。予脱水、止血等处理。10月1日复查头颅CT：脑桥及双侧小脑区脑出血。对比9月29日的CT检查结果，出血较前增多，部分血肿破入脑室。行右侧脑室外引流术，脑室内注入尿激酶溶解积血。10月4日行气管切开术，呼吸机辅助通气。10月8日复查头颅CT，可见脑出血较前有所吸收，水肿较前明显，遂被家属转送广东省人民医院住院治疗。痰培养见肺炎克雷伯菌，予美罗培南、利奈唑胺、舒普深、阿米卡星抗感染等治疗。10月11日撤呼吸机，10月19日拔除脑室引流管，现前来进行康复治疗。

2017年10月28日初诊：患者入院后一直身热，朝轻暮重，早上体温在38.5℃左右，晚上高热，体温达39.0～40.5℃。痰多，色白，黏。无气促，大便未解，舌淡红，苔黄厚腻，脉细数无力。

患者家属诉在外院治疗时一直高热不退，痰多。患者神志不清，双眼向右侧凝视，双上肢及左下肢肌张力减退；右下肢肌张力稍增高，双侧上下肢肌力未查，未见自主活动。双侧肱二头肌反射（＋），双侧肱三头肌反射（＋），双侧桡骨膜反射（＋），双侧膝反射（＋＋），双侧跟腱反射（＋＋），双侧髌阵挛（－），双侧踝阵挛（＋）；双侧罗索利莫征（＋），左侧霍夫曼征（＋），右侧霍夫曼征（－），左侧掌颏反射（＋），右侧掌颏反射（－），双侧巴宾斯基征（－），颈软无抵抗，布鲁津斯基征（－），双侧克尼格征（－）。自主神经功能未查。NIHSS评分37分，GCS评分3分。

辅助检查：白细胞14.86×10^9/L，红细胞3.54×10^{12}/L，血红蛋白109g/L，钠离子159.4mmol/L，氯离子119.4mmol/L，尿素氮9.66mmol/L，肌酐52.3μmol/L，尿酸123.5μmol/L，血钙1.96mmol/L，血糖5.41mmol/L，脑脊液压力320mmH$_2$O，脑脊液白细胞124.5×10^6/L，多核细胞百分比50%，脑脊液氯化物108mmol/L，脑脊液蛋白1.56g/L，脑脊液培养（－），谷丙转氨酶89.1U/L，谷草转氨酶55.5U/L，血清总蛋白60.8g/L，白蛋白29.3g/L，白蛋白/球蛋白0.9，乳酸脱氢酶298.9U/L，肌酸激酶629.1U/L，甘油三酯2.0mmol/L，高密度脂蛋白胆固醇

0.98mmol/L，血浆渗透压330mmol/L。

中医诊断：出血性中风（中脏腑之痰热腑实）。

西医诊断：脑出血恢复期（脑桥及双侧小脑）；多发性腔隙性脑梗死（左基底节、双放射冠）；脑积水；高血压3级（极高危）；高血压心脏病；菌血症（多重耐药菌）；肺部多重耐药菌感染；电解质紊乱；轻度贫血；上消化道出血。

治法：清热化痰通腑。

处方：宣白承气汤。生石膏15g，大黄10g，燀苦杏仁10g，瓜蒌皮6g。共5剂，水煎服，每日1剂。另服安宫牛黄丸，每日1粒，胃管注入。

2017年11月2日二诊：患者仍有发热，白天37.0～38.5℃，晚上高热，39.0～40.3℃，冰袋降温能下降至38.0℃。痰多，色白、黏。无气促，已解大便，舌红赤，苔白厚腻，脉细数无力。证属气营两燔，治宜清热解毒，清气凉营。

处方：清瘟败毒饮加减。黄柏10g，黄芩15g，黄连10g，生石膏45g，甘草10g，滑石30g，石菖蒲10g，郁金10g，粳米30g，大枣10g，水牛角浓缩粉（冲服）3g，羚羊角骨（先煎）30g。共5剂，水煎服，每日1剂。

2017年11月8日三诊：患者发热未退，朝轻暮重。仍痰多，色白、黏。无气促，大便通畅，舌淡红，苔黄厚腻，脉细数无力。证属痰热闭窍，治宜豁痰开窍，化湿清热。

处方：菖蒲郁金汤加减。连翘20g，牡丹皮15g，天竺黄10g，水牛角浓缩粉（冲服）3g，羚羊角骨（先煎）30g，栀子10g，石菖蒲10g，郁金20g，川木通5g。共7剂，水煎服，每日1剂。

2017年11月15日四诊：患者11日已停用抗生素，体温有所下降，在37.3～38.9℃。痰减少，色白、黏。无气促，大便通畅，舌淡红，苔黄厚腻，脉细数无力。证属痰热闭窍，治宜豁痰开窍，清热化湿。

处方：菖蒲郁金汤加减。连翘20g，牡丹皮15g，天竺黄10g，水牛角浓缩粉（冲服）3g，栀子10g，石菖蒲10g，郁金20g，羚羊角骨（先煎）30g，通草5g，灯心草3g，紫金锭0.5g，鲜竹沥水（冲服）20mL。共7剂，水煎服，每日1剂。

患者服药后体温逐渐下降至37.3～37.5℃。

【按】患者出血性中风后一直神志不清，高热不退，痰多，用宣白承气汤、清瘟败毒饮不效。痰浊化热，蕴蒸肺经气分，故身热不退，朝轻暮重；痰浊蕴肺，故痰多；痰湿蒙闭心神，故神昏。痰热熏蒸，上泛于舌而苔黄腻，属痰浊化热，蒙闭心神，改用菖蒲郁金汤热退。

【医案4】热入营血之暑温案

患者黄某某，男，80岁，佛山南海人，闲居在家，因头晕5天，言语不利伴四肢乏力半天于2015年7月17日入院。患者5天前出现非旋转性头晕，无言语不利，无肢体乏力，曾在当地医院住院治疗，头晕稍有改善，又突发言语不利，伴四肢乏力，行走困难，遂前来住院治疗。

2015年7月18日初诊：患者头晕，呈持续性，与体位改变无关，伴眼花，言语不利，肢体乏力，无头痛耳鸣，无恶心、呕吐，胃纳可，睡眠尚可，大小便正常，无恶寒发热，舌红，苔少，脉弦细。

体格检查：患者神志清，反应稍迟钝，查体欠合作。记忆力、计算力欠佳，定向力、理解力尚可；左眼失明，右侧瞳孔直径约3mm，对光反射存在，左侧鼻唇沟变浅，构音欠清，有鼻音，饮水有呛咳；咽反射减弱；伸舌居中，双侧上下肢肌力4-级。双侧指鼻试验、跟-膝-胫试验欠准确，巴宾斯基征（-），颈稍抵抗，克尼格征（-）。

辅助检查：肌酐110.7μmol/L，钾离子3.15mmol/L，尿酸480.7μmol/L，钙3.02mmol/L，磷0.73mmol/L；氧分压72.0mmHg，标准碳酸氢根26.5mmol/L，二氧化碳总量28.5mmol/L，碱剩余（外周液）2.7mmol/L，乳酸1.76mmol/L，离子钙1.79mmol/L。胸部X线片：考虑右肺及左下肺炎症；主动脉硬化，主动脉型心。头颅CT：两侧基底节区及放射冠腔隙性脑梗死。据此作出以下初步诊断。

中医诊断：中风病（中经络之阴虚风动）。

西医诊断：脑梗死，脑干梗死待排。

治法：滋阴息风。

处方：镇肝息风汤加减。牛膝15g，甘草5g，茵陈10g，川楝子10g，麦芽30g，天冬15g，玄参10g，龙骨（先煎）30g，白芍20g，太子参30g，醋龟甲（先煎）30g，牡蛎（先煎）30g。共7剂，水煎服，每日1剂。

2015年7月25日二诊：患者神志淡漠，反应迟钝，言语不清，无呕吐，无咳嗽咳痰，大便4天未解，舌红，苔少，脉弦细。

辅助检查：腰椎穿刺，脑脊液压力85mmH₂O，压腹、压颈试验正常。结核菌涂片未发现抗酸杆菌。新型隐球菌涂片检查未发现隐球菌。脑脊液检查见散在的蛋白样物，未见恶性肿瘤细胞。脑电图：中度异常脑电、地形图，背景活动频率减慢，颞、额区有慢波灶。头颅MRI：双侧基底节区及放射冠多发性腔隙性脑梗死；脑萎缩，脑白质变性。脑底动脉环MRI增强扫描：双侧颈内动脉起始部、双侧虹吸段及双侧大脑中动脉水平段、双侧大脑后动脉硬化，轻度狭窄。诊断修正如下。

中医诊断：暑温（热入营分）。

西医诊断：病毒性脑膜炎。

治法：清营凉血，缓下保津。

处方：清营汤加减。连翘20g，丹参30g，山银花30g，羚羊角骨（先煎）25g，麦冬15g，淡竹叶10g，玄参30g，玄明粉（冲服）10g，生地黄30g，大黄10g，象牙丝（羚羊角骨代，先煎）20g，水牛角浓缩粉（冲服）3g。共2剂，水煎服，每日1剂。

2015年7月27日三诊：患者神志淡漠，反应迟钝，言语不清，高热，体温39.0℃，汗出，无呕吐，无咳嗽咳痰，不能进食，仍未解大便，舌红，苔少，脉弦细。证属气营两燔，治宜清气凉营。

处方：清瘟败毒饮加减。麦冬15g，淡竹叶10g，羚羊角骨（先煎）20g，象牙丝（羚羊角骨代，先煎）20g，葛根30g，知母10g，水牛角浓缩粉（冲服）3g，石膏（先煎）30g，谷芽30g，赤芍15g，青天葵15g。共2剂，水煎服，每日1剂。

2015年7月29日四诊：患者神志淡漠，反应较前好转，言语不清，发热减退，体温38.0℃，无呕吐，无咳嗽咳痰，不能进食，仍未解大便，舌红，苔少，脉弦细。证属邪热未清，津亏热结，治宜养阴解毒，增液润下。

处方：增液承气汤加减。连翘20g，丹参20g，金银花15g，大黄10g，麦冬15g，玄参15g，生地黄20g，茯苓15g，赤芍15g，炙甘草5g，枳实10g，山药20g。共2剂，水煎服，每日1剂。

2015年7月31日五诊：患者神志转清，精神好转，反应较前好，言语欠流利，夜寐不安，口干，无发热，体温36.0℃，无抽搐，进食少，大便已通，舌红干，无苔，脉细。证属肝肾阴精亏虚，治宜滋阴潜阳。

处方：三甲复脉汤加减。牡蛎（先煎）30g，鳖甲（先煎）30g，火麻仁10g，生地黄30g，阿胶（烊服）10g，龟甲（先煎）30g，麦冬15g，白芍15g，炙甘草10g。共3剂，水煎服，每日1剂。

2015年8月3日六诊：患者神志清，反应稍迟钝，言语清，能进食流质食物，睡眠好转，无头痛发热，大便通畅，舌红干，无苔，脉细弱。患者症状好转，继续进上方3剂。

【按】本案患者为高龄男性，早期按"中风病"之"阴虚风动"治疗，症状无好转，入院第七天症状加重，并出现神志改变，神经系统定位体征与影像学不相符，修正西医诊断为病毒性脑膜炎，中医诊断为暑温。患者早期出现热入营分症状，叶天士谓"营分受热，则血液受劫，心神不安，夜甚无寐"，遵循叶氏"入营犹可透热转气"之法，治以清营解毒，透热养阴，用清营汤后出现气营两燔证，改用气营两清之清瘟败毒饮加减。后期出现津亏热结，治以养阴增液、润下通便，用增液汤、复脉汤、调胃承气汤等加减；迨其热邪已退，肝肾阴精亦耗损，虚阳内扰，故治以滋阴潜阳，方用三甲复脉汤加减。吴鞠通对于温病热入心营的治疗经验为"痉厥神昏，舌短、烦躁，手少阴证未罢者，先与牛黄、紫雪辈开窍搜邪，再与复脉汤存阴，三甲潜阳，临证细参，勿致倒乱"。

【医案5】痰热生风中风案

患者卢某某，男，59岁，因"发作性头晕伴言语不利1个月余"就诊。患者曾在外院治疗，症状有改善，但仍有间歇性头晕，唇周麻木，言语不利，面色潮红，痰多，早上咯黄痰，纳可，尿黄，大便正常。舌暗、边尖红，苔黄腻，脉弦滑有力。既往有高血压病史多年，不规则服药治疗，收缩压约为150mmHg。有长期吸烟史，每日约40支，经常熬夜。

2021年7月7日初诊：血压120/80mmHg，神志清，对答合理，言语欠流利，查体合作。双侧鼻唇沟对称，四肢肌张力、肌力正常，双侧巴宾斯基征（-）。外院头颅MRI：左侧枕叶、胼胝体压部左侧脑梗死（急性期），左侧基底节区、右侧丘脑腔隙性脑梗死（慢性期）；脑白质变性。

中医诊断：中风（中经络之痰热夹瘀，上扰清窍）。

西医诊断：脑梗死（恢复期）；高血压病（1级，极高危组）；脑白质变性。

治法：清热化痰，息风通络。

处方：黄连温胆汤加减。黄连5g，天麻15g，姜半夏9g，茯苓30g，石菖蒲5g，丹参20g，葛根30g，枳实15g，橘红15g，竹茹12g，炙甘草5g。共7剂，水煎服，每日1剂。

2021年7月13日二诊：患者服药后头晕明显好转，言语流利，无面麻，仍痰多，面色潮红，早上咯黄痰，口干苦，尿黄，大便通畅，舌暗红，苔黄腻，脉沉细。证属痰热夹瘀，上扰清窍，治宜清热化痰，息风通络。

处方：黄连温胆汤加减。黄连5g，天麻15g，姜半夏9g，茯苓30g，石菖蒲5g，丹参20g，葛根30g，枳实15g，橘红15g，竹茹12g，炙甘草5g，浙贝母15g。共7剂，水煎服，每日1剂。

患者服药后头晕消失，言语流利，继续予中风二级预防治疗。

【按】《黄帝内经》言："春秋冬夏，四时阴阳，生病起于过用，此为常也。"患者长期吸烟熬夜，脾胃受损，运化失健，积湿生痰，痰郁化热，并烦劳过度，阳气携风痰升张，瘀阻脑脉而发为卒中。《黄帝内经》谓"阳气者，烦劳则张"。针对本案痰热生风病机，以黄连温胆汤加减治疗取得较好疗效。

【医案6】中风并顽固性呃逆案

患者陈某某，男，62岁，农民，广东广宁人，因"左侧肢体乏力3天，呃逆1天"入院。患者于3天前无明显诱因出现头晕、头痛，随后出现言语不清，左侧肢体活动不灵活，无法行走，无天旋地转感，无一过性黑矇，起病后曾在外院治疗，查头颅CT提示腔隙性脑梗死，经治疗后言语不清及左侧肢体偏瘫稳定，但昨日出现连续性呃逆，伴发热，体温不详，无寒战，无咳嗽咯痰，无尿频尿急尿痛。入院后头颅MRI：延髓左侧急性脑梗死；左侧基底节区及双侧半卵圆中心多发腔隙性脑梗死；脑萎缩。头颅MRA：双侧颈内动脉虹吸段及双侧大脑中动脉、双侧椎动脉远端、基底动脉近端动脉硬化、狭窄闭塞；双侧大脑后动脉及大脑前动脉硬化。

2013年10月16日初诊：患者言语不清，左侧肢体乏力，站立不稳，呃逆难止，无气促、心悸，无腹痛、腹胀，大便秘结，小便正常。体格检查：神志清，查体合作，言语不清。双眼向左凝视时可见快速旋转眼震。构音不清，无鼻音，饮水无呛咳。伸舌居中。全身肌肉无萎缩或假性肥大，双上肢肌张力正常，双下肢肌张力增高，右侧肢体肌力5级，左侧肢体肌力5-级。左侧指鼻试验欠准确，左侧跟-膝-胫试验欠灵活，无抽搐、阵挛、肌阵挛、手足徐动和舞蹈动作等不自主运动。闭目难立征（＋）。四肢腱反射正常。双侧霍夫曼征（－），双侧掌颏反射（－），双侧巴宾斯基征（－）。望其形体适中，表情忧虑，面色略红，舌暗红，苔黄腻，闻其言语不清，呃声连连且响亮，诊其脉滑数。

中医诊断：中风病（中经络之肝阳暴亢，痰热上扰）。

西医诊断：急性延髓梗死；顽固性呃逆。

治法：平肝潜阳，通腑泻下。

处方：星蒌承气汤加减。胆南星5g，瓜蒌30g，香附10g，丹参30g，生大黄10g，石决明（先煎）30g。共5剂，水煎服，每日1剂。

2013年10月21日二诊：患者服药后言语不清及左侧肢体乏力好转，仍站立不稳，呃逆频频，无气促、心悸，大便干结，小便正常。舌暗红，苔黄腻，脉滑数。证属风痰瘀血痹阻，治宜化痰息风，活血通络。

处方：化痰通络汤加减。丹参30g，桃仁10g，制地龙15g，土鳖虫10g，水蛭粉（冲服）3g，郁金10g，胆南星6g，瓜蒌30g，姜半夏9g，石菖蒲10g。共2剂，水煎服，每日1剂。

2013年10月23日三诊：患者言语较前清晰，左侧肢体乏力改善，站立较前稳，仍呃逆不止，大便通畅，舌暗红，苔黄腻，脉滑数。患者中风偏瘫有好转，但呃逆未除，故先治呃逆。证属肝气上逆，治宜镇肝降逆止呃。

处方：丁香柿蒂汤加减。代赭石20g，丁香10g，柿蒂20g，沉香5g，制陈皮15g，酥半夏15g，生姜30g。共3剂，水煎服，每日1剂。

2013年10月26日四诊：患者服药后呃逆已止，言语欠流利，左侧肢体乏力改善，舌暗红，苔薄黄，脉滑。证属风痰阻络夹瘀，治宜化痰息风，通络活血。

处方：化痰通络汤加减。丹参30g，桃仁10g，制地龙15g，土鳖虫10g，水蛭粉（冲服）3g，郁金10g，胆南星6g，瓜蒌30g，姜半夏9g，石菖蒲10g。共3剂，水煎服，每日1剂。

【按】中风后出现的顽固性呃逆，属中风变证，乃脾土败坏之兆，易致正气散脱。积损正衰，肝肾阴亏，肝火亢盛，灼津为痰，痰热动风，壅阻经络，则发为中风偏瘫，言语不利；肝阳上亢，横逆犯胃，胃失和降，故见呃逆；痰热闭阻，腑气不通，故大便秘结；舌暗红，苔薄黄，脉滑数是内有痰热肝风之象。本案以镇肝潜阳、下气降逆法治疗而获效。

中风是一种严重危害中老年人健康的疾病。中风的病因与内伤积损、情志过极、饮食不节、体肥痰盛等有关，基本病机为风阳上扰，气血逆乱，直冲犯脑，致使脑脉痹阻或血溢脑脉之外。中风的病位在脑，与肝、心、脾、肾密切相关；中风的证候属于本虚标实，急性期侧重在标，常以风火、痰热、腑实、瘀血证候突出；恢复期侧重本虚，常以气虚血瘀证候多见。中风急性期，以祛邪为主。中脏腑者，当以醒神开窍为治则。在恢复期及后遗症期，治宜扶正祛邪。同时还宜采取综合治疗措施，包括针灸、推拿、药浴等，以促进肢体功能的恢复。本病常于急性期迅速恶化，进而威胁生命。因此，及时采取救治措施，精心护理，关系到救治的成败。减少复发率、病死率，降低致残率是本病治疗的主要目标。

（江晨）

第二章 眩 晕

第一节 概 述

眩晕是以头晕眼花为主要临床表现的一类病证。眩即眼花或眼前发黑，视物模糊；晕是指头晕或感觉自身或外界景物旋转。两者常同时并见，故统称"眩晕"。其轻者闭目可止，重者如坐车船，旋转不定，不能站立，或伴有恶心、呕吐、汗出、面色苍白等症状。

眩晕最早见于《黄帝内经》，称为"眩冒"。《素问·至真要大论》云"诸风掉眩，皆属于肝"，指出眩晕与肝关系密切。《灵枢·卫气》提出"上虚则眩"，《灵枢·口问》云"上气不足，脑为之不满，耳为之苦鸣，头为之苦倾，目为之眩"，《灵枢·海论》指出"髓海不足，则脑转耳鸣"，均认为眩晕以虚为主。汉代张仲景认为痰饮是眩晕发病的原因之一，并且用泽泻汤及小半夏加茯苓汤治疗。宋代以后，对眩晕的认识进一步丰富。严用和在《重订严氏济生方·眩晕门》中指出，"所谓眩晕者，眼花屋转，起则眩倒是也，由此观之，六淫外感，七情内伤，皆能导致"，首次提出外感六淫和七情内伤致眩说。元代朱丹溪强调"无痰不作眩"，《丹溪心法·头眩》记载："头眩，痰挟气虚并火，治痰为主，挟补气药及降火药。无痰则不作眩，痰因火动，又有湿痰者，有火痰者。"明代张介宾认为眩晕的病因病机

"虚者居其八九，而兼火兼痰者，不过十中一二耳"，强调"无虚不能作眩"。虞抟《医学正传·眩运》认为"眩运者，中风之渐也"，指出本病与中风（脑卒中）之间有一定的内在联系。龚廷贤的《寿世保元·眩晕》对眩晕的病因、脉象都有详细论述，并用半夏白术汤、补中益气汤等治疗，值得临床借鉴。

随着人口老龄化趋势的日益突显，眩晕已成为影响人类健康的主要问题之一。有报道表明，有20%～30%的人会受到该病困扰，其年患病率在5%左右，且有较高的复发率，病情进一步发展可致昏迷、中风等严重情况发生，甚至危及生命，严重影响人们的生活与工作。

眩晕的病因病机多为情志内伤、饮食劳倦及病后体虚，导致气血肾精亏虚，脑髓失养，或肝阳痰火上逆，扰动清窍。

西医学中的椎基底动脉供血不足、高血压、低血压、低血糖、贫血、梅尼埃病、神经衰弱、脑外伤后遗症等，临床以眩晕为主要症状者，均可参照本章辨证施治。

第二节 医 案 举 隅

【医案1】健脾化痰治眩晕案

患者邝某某，男，77岁，退休工人，佛山禅城人，因"反复头晕1个月余"前来治疗。患者1个多月前无明显诱因出现头晕，曾在外院治疗，诊断为后循环缺血，予西比灵（盐酸氟桂利嗪胶囊）、敏使朗（甲磺酸倍他司汀片）等治疗，症状无好转。脑血管彩超：颈动脉硬化。头颅CT未见异常。有高血压病史10多年，长期服用降压药，否认糖尿病病史。

2015年6月4日初诊：患者头昏重，头脑不清醒，困倦乏力，无视物旋转，无呕吐、耳鸣，纳呆，便溏，舌淡红，苔白腻，脉弦细。体格检查：神志清，对答合理，表情忧虑，查体合作，心肺听诊无特殊。腹平软，无压痛及反跳痛，肋下肝脾未触及，肠鸣音存。双下肢无浮肿。神经系统检查无阳性体征。望其面色淡黄，舌淡红，苔白腻，闻其语声低怯，诊其脉弦细。

中医诊断：眩晕病（脾虚湿浊）。

西医诊断：头晕查因；高血压病；颈动脉硬化。

治法：益气健脾、化痰息风。

处方：苓桂术甘汤合半夏白术天麻汤加减。桂枝15g，白术15g，炙甘草10g，茯苓30g，制陈皮10g，天麻15g，泽泻10g，葛根45g，牡蛎（先煎）30g。共7剂，水煎服，每日1剂。

2015年6月11日二诊：患者服药后头脑轻松，头微昏，无头重，困倦乏力减轻，胃纳好转，大便正常，舌淡红，苔白，脉弦细。证属脾虚湿浊，治宜益气健脾、化痰息风。上方去牡蛎，加党参15g，共10剂，水煎服，每日1剂。

2015年6月21日三诊：患者自觉已无头昏、头重，容易疲劳，胃纳尚好，二便正常，舌淡红，苔白润，脉弦细。证属脾气虚，治宜益气健脾。

处方：外台茯苓饮加减。茯苓30g，党参20g，白术20g，枳壳15g，生姜40g，橘皮15g，天麻15g，桔梗5g。共7剂，水煎服，每日1剂。

【按】患者年老体虚，脾胃不足，运化失健，津液聚而为痰湿，痰浊上蒙，清窍不利，故头昏、头重；痰湿困脾，四肢肌肉失其濡养，故困倦乏力；湿困脾胃，脾运失司，故纳呆、便溏；舌淡红，苔白腻，脉弦细是脾虚湿浊之象。《丹溪心法》谓"无痰则不作眩，痰因火动，又有湿痰者，有火痰者"，故本案以益气健脾、化痰息风为法，用苓桂术甘汤合半夏白术天麻汤加减治疗而获效。

【医案2】体位性低血压案

患者黄某某，女，43岁，农民工，广西兴业人，因"头晕半年"就诊。患者于半年前无明显诱因出现头晕，曾在当地治疗（具体不详），症状无好转。既往有腔隙性脑梗死史。

2014年3月18日初诊：患者站立及走路时头晕，为非旋转性，坐位及平卧时头晕即止，无视物旋转，无头痛、呕吐、耳鸣，无肢体震颤，容易疲劳，不能做家务，精神疲倦，面色萎黄，口淡，胃纳较差，大便调，小便通畅。体格检查：坐位血压135/90mmHg，立位血压110/70mmHg，神志清，查体合作。右侧鼻唇沟稍浅，余脑神经检查无异常，四肢肌张力正常，四肢肌力5级，指鼻试验准确，双侧跟-膝-胫试验准确，双侧快复轮替试验灵活，左侧腹壁反射稍减弱，双侧肢体针刺觉对称、无减退，病理征未引出。望其形体适中，舌质淡，苔白，闻其语低怯，诊其脉沉细。头颅CT未见异常。

中医诊断：眩晕病（脾胃气虚）。

西医诊断：体位性低血压。

治法：益气补中，升清降浊。

处方：补中益气汤加减。黄芪45g，桂枝15g，党参30g，当归10g，白术15g，炙甘草5g，陈皮3g，制附子（先煎）10g，干姜15g，益智仁15g。共7剂，水煎服，每日1剂。

2014年3月25日二诊：患者服药后精神较前好转，疲劳感减轻，仍有头晕，活动后加重，面色萎黄，纳谷不香，大便通畅，小便正常，舌质淡，苔白，脉沉细。证属脾肾两虚，治宜健脾温肾，升清降浊。上方去陈皮、益智仁、干姜，加鹿角霜20g、升麻10g、熟地黄20g。共7剂，水煎服，每日1剂。

2014年4月1日三诊：患者服药后头晕好转，能从事轻度体力劳动，困倦，面色萎黄，胃纳好转，无口干苦，便溏，小便正常，舌质淡，苔白，脉沉细。证属脾肾两虚，治宜健脾温肾，降浊化湿。上方去熟地黄，加干姜20g、茯苓15g。共14剂，水煎服，每日1剂。

2014年4月15日四诊：患者服药后头晕明显好转，能一次从事轻度体力劳动2小时，胃纳好转，无口干苦，大便成形，小便正常，舌质淡，苔白，脉沉细。证属脾肾两虚，治宜温补脾肾。上方去干姜、茯苓，加熟地黄20g、炮姜20g。共7剂，水煎服，每日1剂。

【按】《灵枢·口问》曰："上气不足，脑为之不满，耳为之苦鸣，头为之苦倾，目为之眩。"劳倦内伤，脾胃受损，清阳不升，上窍失其充养，故见头晕；动则耗气，清阳更显不足，故头晕加重；休息及平卧则清阳得短暂充养，故头晕缓解；脾胃气虚，运化失健，故纳差、口淡；气血生化乏源，故面色萎黄；舌质淡，苔白，脉沉细是脾胃气虚之象。治以益气补中，升清降浊，方用补中益气汤加减而获效。

【医案3】后循环缺血案

患者刘某某，女，51岁，退休工人，佛山禅城人，因"突发头晕1天"就诊。患者于2012年9月1日早上起床时突发头晕，呈旋转性，站立不稳，摔倒在地，致头部流血，当时无意识障碍，无头痛、耳鸣、耳聋、呕吐，无肢体抽搐及二便失禁，自行处理伤口后就诊，头颅CT见左额顶部头皮血肿，左顶部少许头皮小缺损，深达颅骨，急诊予清创缝合后收入院进一步治疗。

2012年9月1日初诊：患者头晕，呈旋转性，无头痛、呕吐，口干苦，胃纳较差，大便稍硬，小便微黄。望其精神疲倦，形体偏瘦，面色稍苍白，闻其语声响亮，舌边红，苔黄白稍干，诊其脉弦细。

体格检查：体温36.8℃，脉搏112次/分，呼吸20次/分，血压134/78mmHg。发育正常，营养中等，自主体位，表情自如，神志清，查体合作。全身浅表淋巴结未扪及肿大。左额顶部见一长约6cm挫裂伤口，深达颅骨，边缘整齐，见少许活动性出血，清洁度差，周围皮肤见较多血迹。胸廓对称无畸形、无局部膨隆或凹陷，无压痛。呼吸平稳，节律规则。双侧呼吸对称，双肺叩诊清音。双肺呼吸音清，未闻及干、湿啰音。心前区无隆起，心前区无震颤，无心包摩擦感。心浊音界不大，心率112次/分，律齐，未闻及早搏，心音有力，各瓣膜区未闻及病理性杂音。腹平软，无压痛，无反跳痛，腹部未扪及包块。神经系统检查无阳性体征。

辅助检查：白细胞总数11.35×10^9/L，中性粒细胞百分比0.73%，红细胞沉降率30mm/h；葡萄糖6.18mmol/L，甘油三酯2.39mmol/L。尿常规、大便常规、肝肾功能、凝血功能未见明显异常。糖耐量试验、糖尿病二项未见明显异常。动态血压监测：昼夜节律减弱。心电图：窦性心律，正常心电图。胸部X线片：心肺膈未见明显异常。头颅MRI+MRA：颅脑MRI平扫未见明显异常；右侧颈内动脉起始部轻度动脉硬化；右侧椎动脉V1段轻度迂曲，不除外椎动脉型颈椎病可能。头颈动脉CTA：①右侧椎动脉稍细小，起始段轻度扭曲；两侧颈总动脉、颈内动脉未见异常；颅内诸动脉的主干未见异常，两侧后交通动脉未见显示。②颅脑CT增强扫描脑实质及脑膜未见异常强化。

中医诊断：眩晕病（肝阳上亢）。

西医诊断：后循环缺血。

治法：平肝潜阳，滋养肝肾。

处方：天麻钩藤饮加减。钩藤15g，天麻15g，茯苓30g，首乌藤30g，桑寄生30g，女贞子15g，杜仲15g，川牛膝15g，黄芩10g，栀子10g，石决明（先煎）30g，生地黄20g。共4剂，水煎服，每日1剂。

2012年9月4日二诊：患者服药后头晕减轻，无视物旋转，走路有飘浮感，无头痛，胃纳好转，口微干，无口苦，二便正常，舌红，苔白干，脉弦细。证属肝阳上亢，治宜平肝潜阳，滋养肝肾。上方去黄芩，加白芍15g。共5剂，水煎服，每日1剂。

2012年9月9日三诊：患者服药后头晕明显减轻，走路仍有飘浮感，无耳鸣、头痛，胃纳可，口微干，无多饮，无口苦，二便正常，舌红，苔白稍干，脉弦细。证属肝阳上亢，肝肾不足，治宜平肝潜阳，滋养肝肾。

处方：龙骨20g，牡蛎（先煎）20g，石决明（先煎）30g，麦冬15g，北沙参20g，天麻15g，白芍15g，肉桂（焗服）3g，怀牛膝20g，砂仁（后下）10g。共5剂，水煎服，每日1剂。

2012年9月14日四诊：患者精神好，无头晕，走路无飘浮感，胃纳正常，二便通畅，舌红，苔白，脉弦细。症状消失，予六味地黄丸，每次6g，早晚各1次，服1个月以善其后。

【按】眩晕（后循环缺血）乃肝阴不足，肝阳上亢，风升火动所致。患者素体阳盛，肾阴亏虚，水不涵木，阴不制阳，肝阳上亢，上扰清空，故眩晕，走路不稳；肝胆火旺，故口干苦；木旺乘土，脾胃运化失健，故胃纳不好；舌边红，苔黄白稍干，脉弦细为肝阳上亢之故。此时宜滋肝肾之阴以制上炎之肝火，重镇潜阳以摄上浮之肝阳，以滋养肝肾、平肝潜阳之天麻钩藤饮化裁而愈。

眩晕多由情志、饮食所伤，以及失血、外伤、劳倦过度所致。其病位在清窍，由脑髓空虚、清窍失养及痰火、瘀血上犯清窍所致，与肝、脾、肾三脏功能失调有关，多属本虚证或本虚标实之证。实证有肝阳上亢、痰浊上蒙、瘀血阻窍，虚证有气血亏虚、肾精不足。各证候之间又常可出现转化，或不同证候相兼出现，如肝阳上亢可兼肝肾阴虚，气血亏虚可夹痰浊中阻，血虚可兼肝阳上亢等证。针对本病各证候的不同，治疗可根据标本缓急分别治疗，以平肝、息风、潜阳、清火、化痰、化瘀等法治其标，以补益气血、补肾填精等法治其本。

（哈筱君）

第三章 头 痛

第一节 概 述

　　头痛是临床常见的自觉症状，可单独出现，也可见于多种急慢性疾病的过程中。头痛病证是指由于外感与内伤而引起的以头部疼痛为主要临床特征的一类病证。

　　头痛首载于《黄帝内经》，称为"首风""脑风"，外感与内伤是其主要病因。如《素问·风论》谓"新沐中风，则为首风""风气循风府而上，则为脑风"，并认为六经病变皆可导致头痛。汉代张仲景的《伤寒论》中论及太阳、阳明、少阳、厥阴病头痛的症状，并列举了头痛的不同治疗方药，如厥阴头痛，可见"干呕，吐涎沫，头痛者，吴茱萸汤主之"。金代李杲的《内外伤辨惑论》将头痛分为外感头痛和内伤头痛，并补充了太阴头痛和少阴头痛。朱丹溪在《丹溪心法·头痛》中论及痰厥头痛和气滞头痛，并提出分经论治的观点，至今对临床仍有指导意义。部分医著中还记载有"头风"一名，如明代王肯堂在《证治准绳·头痛》中的论述："浅而近者名头痛，其痛卒然而至，易于解散速安也。深而远者为头风，其痛作止无常，愈后遇触复发也。"清代王清任在《医林改错·头痛》中大力倡导瘀血头痛之说："查患头痛者无表证，无里证，无气虚、痰饮等证，忽犯忽好，百方不效，用此方（血府逐瘀汤）一剂而愈。"丰富了对头痛的认识。

头痛一般可分为外感、内伤两类。本病病位在脑，常涉及肝、脾、肾诸脏。外感头痛一般起病较急，痛势剧烈，病程较短，多属实证，预后较好。内伤头痛多因脏腑功能失调所致，常起病较慢，痛势较缓，病程较长，临床有实证、有虚证，且虚实在一定条件下可相互转化。若头痛日久不愈，则可由实转虚或见本虚标实、虚实夹杂证候。内伤头痛还常常因情志、劳倦、饮食等诱因而反复发作，缠绵不愈。各种头痛若迁延不愈，可致久病入络，多见本虚标实之瘀血头痛。

现代医学中的紧张性头痛、丛集性头痛、偏头痛、三叉神经痛、外伤后头痛、神经症及某些感染性疾病、五官科疾病的头痛等，凡符合头痛证候特征者均可参考本章辨证论治。

第二节　医案举隅

【医案1】肾阳虚头痛案

患者杨某某，女，37岁，工人，江西景德镇人，因"反复发作头痛10多年，加重1个月"来诊。患者10多年前开始出现头痛，为全头痛，月经期间多发，曾在当地医院治疗，症状好转。近1个月上述症状反复发作，服用止痛药不能缓解。化验血常规无异常，外院头颅CT未见异常。平素体健，否认高血压、糖尿病等病史。

2015年2月17日初诊：患者头昏痛，怕风吹，背寒，恶心，无呕吐、眩晕，胃纳正常，便溏，脉细。体格检查：体温36.5℃，脉搏80次/分，呼吸20次/分，血压100/70mmHg，神志清，对答合理，表情自然，查体合作，心肺听诊无特殊。腹平软，无压痛及反跳痛，肋下肝脾未触及，肠鸣音存。双下肢无浮肿。神经系统检查无阳性体征。望其精神好，面色苍白，舌淡红，苔薄白，闻其语声低怯，诊其脉细。

中医诊断：头痛病（肾阳虚）。

西医诊断：偏头痛。

治法：温阳散寒，祛风止痛。

处方：麻黄细辛附子汤合玉屏风散加减。黄芪30g，防风10g，白术15g，细辛3g，制附子（先煎）5g，桂枝15g，炙甘草10g，白芍15g，川芎30g，炙麻黄5g，淫羊藿15g。共5剂，水煎服，每日1剂。

2015年2月12日二诊：患者药后头痛明显好转，背寒减轻，胃纳正常，二便通畅，舌淡红，苔白，脉细。证属肾阳虚，治宜温阳散寒，祛风止痛。

处方：麻黄细辛附子汤合玉屏风散加减。黄芪30g，防风10g，白术15g，炙麻黄5g，细辛3g，制川乌（先煎）3g，桂枝15g，茯苓20g，炙甘草10g，白芍15g，川芎30g，陈皮10g，大枣30g。共7剂，水煎服，每日1剂。

【按】患者头痛在月经期间多发，呈昏痛，怕风，背寒，恶心，无呕吐、眩晕，胃纳正常，便溏，舌淡红，苔薄白，脉细，为头痛肾阳虚证，西医诊断为偏头痛。头为诸阳之会，高巅之上，唯风可到，故头痛多与风邪相关。患者禀赋不足，肾阳亏虚，至月经期则血海空虚，脑失所养，故头痛发作，肾阳虚失其温煦之功能，故有怕风、背寒等症；脾土不暖，运化失司，湿浊内蕴故便溏；清阳不升，湿阴上逆，故恶心；舌淡红，苔薄白，脉细是肾阳虚之象。"阳不足者温之以气"，本案以温阳散寒、祛风止痛为法，以麻黄细辛附子汤合玉屏风散加减而获良效。

【医案2】丛集性头痛（肝经郁火）案

患者刘某某，男，43岁，湖南人，因"反复发作头痛20多年，加重10天"来诊。患者于20多年前无明显诱因出现头痛，每年或隔年春季发作，常于下午2—3时发作，夏、秋及冬季无发作。10天前头痛再发，伴睡眠欠佳，不伴畏光、畏声，服止痛药后疼痛稍减，影响工作及生活，曾在耳鼻喉科按"鼻窦炎"治疗，在内科门诊服用抗炎止痛西药治疗，仍有头痛发作，现来要求中药治疗。

2013年3月22日初诊：患者右颞部及眼眶疼痛，呈钻痛，于下午2—3时发作，发作时伴鼻塞、流泪，无眼结膜充血，无流涕，无发热恶寒，睡眠欠佳，胃纳正常，口微干苦，二便调。体格检查：血压120/70mmHg，脉搏65次/分，呼吸18次/分，神经系统检查无阳性体征。鼻旁窦、颅脑CT平扫均未见明显异常。望其神志清，表情痛苦，面色苍白，舌边红，苔白略干，闻其语声低，发出痛苦呻吟声，诊其脉浮弦。

中医诊断：头痛病（邪犯少阳）。

西医诊断：丛集性头痛。

治法：疏肝清火，祛风止痛。

处方：小柴胡汤加减。柴胡30g，黄芩10g，姜半夏15g，薄荷5g，蔓荆子10g，细辛3g，党参15g，苍耳子15g，辛夷花15g，白芷10g。共3剂，水煎服，每日1剂。

2013年3月24日二诊：患者服药后仍在下午2—3时头痛发作，但头痛发作次数较前减少，程度减轻，伴失眠、口微干、口苦，无发热恶寒，大便正常，小便调。舌边红，苔白薄，脉浮滑。证属邪犯少阳，治宜疏肝清火，祛风止痛。上方加茯神30g。共7剂，水煎服，每日1剂。

2013年3月31日三诊：患者服药后头痛发作次数减少，间隔时间较长，觉口干，欲饮水，咽痛咽干，舌质红，舌苔白稍干，脉浮滑。证属肝经风热，治宜疏肝清热，疏风止痛。

处方：小柴胡汤加减。柴胡30g，黄芩10g，姜半夏15g，薄荷（后下）5g，蔓荆子10g，细辛3g，党参15g，苍耳子15g，白芷10g，生石膏30g，知母10g，辛夷花（包煎）15g。共7剂，水煎服，每日1剂。

2013年4月7日四诊：患者服药后下午仍有少许头痛，仍有口干，咽部不适，舌质红，苔白稍干，脉弦滑。证属肝经风热，治宜疏肝清热，疏风利咽。上方加玄参20g。共7剂，水煎服，每日1剂。

【按】《医碥》云："头为清阳之分，外而六淫之邪相侵，内而脏腑经脉之邪气上逆，皆能乱其清气，相搏击致痛。"当春之令，乃肝木主政，木郁不达，郁火内发，引动肝风，上扰清空，故头痛发作；木火刑金，肺窍不利，故见鼻塞、流泪；郁火内扰，心神不宁，故睡眠不好；郁火伤津，故口微干苦；舌边红，舌苔白略干，脉浮弦乃肝经郁火之象。《黄帝内经》曰："木郁达之。"故本案的治疗宜疏肝清火，祛风止痛，方用小柴胡汤加减而见效。

【医案3】肝郁化火头痛案

患者郑某某，女，50岁，家庭主妇，广东海丰人，因"头痛伴颈项痛半年余"来诊。患者于半年多前无明显诱因出现头痛，曾在外院行头颅MRI平扫加增强扫描，结果未见异常。经西医抗焦虑及抗炎止痛治疗（具体不详），症状反复，现患者头痛剧烈，故求治于中医。患者既往有高血压病史多年，长期服降压药治疗，血压控制良好。2003年行卵巢颗粒细胞瘤切除术，术后行常规化疗。

2013年8月22日初诊：患者全头痛，呈胀痛，疼痛剧烈，不敢大声讲话，伴右侧肩颈部牵拉痛，胃纳尚可，口干苦，无头晕、呕吐、抽搐，无眼蒙，无发热恶寒，睡眠一般，二便正常。舌质淡红，苔薄白，脉弦。体格检查：神志清，形体消瘦，表情忧虑，语声低沉，唉声叹气，面色苍白，双肺呼吸音清，未闻及干、湿啰音，心率75次/分，律整，未闻及病理性杂音，腹平软，无压痛及反跳痛，剑突下轻压痛，肋下肝脾未触及，肠鸣音正常，双下肢无浮肿。神经系统检查无阳性体征。

辅助检查：头颅MRI平扫加增强扫描未见异常。颈椎MRI：颈3/4椎间盘突出（后外侧型），颈4/5、颈5/6椎间盘突出（后正中型），颈6/7椎间盘突出（左后外侧型）。

中医诊断：头痛病（肝郁化火）。

西医诊断：血管神经性头痛；颈椎病。

治法：疏肝清火，疏风止痛。

处方：丹栀逍遥散加减。牡丹皮10g，栀子10g，柴胡10g，法半夏15g，蔓荆子15g，藁本15g，葛根30g，白芷15g，肿节风20g，大枣15g，炙甘草5g。共7剂，水煎服，每日1剂。

养血清脑颗粒每次1袋，每日2次；七叶神安片每次1片，每日3次。

2013年8月29日二诊：患者服药后头痛大减，精神好转，仍觉右肩部牵拉样疼痛，口微干，胃纳正常，二便调，舌淡红，苔薄黄，脉弦。证属气血痹阻，治宜益气、通络、解肌。

处方：黄芪桂枝五物汤加减。黄芪45g，桂枝10g，白芍20g，当归10g，葛根30g，姜黄15g，玉竹20g，豨莶草15g，威灵仙15g，大枣15g，炙甘草5g，生姜30g。共7剂，水煎服，每日1剂。

七叶神安片每次1片，每日3次；脑安颗粒每次4袋，每日3次。

2013年9月5日三诊：患者服药后右肩部疼痛明显减轻，头痛基本消失，无口苦，胃纳正常，口微干，无多饮，二便调，舌质淡红，苔薄黄，脉弦。证属气血痹阻，治宜益气、通络、解肌。

处方：黄芪桂枝五物汤加减。黄芪45g，桂枝10g，白芍20g，当归10g，葛根30g，姜黄15g，玉竹20g，豨莶草15g，威灵仙15g，大枣15g，炙甘草5g，生姜30g。共7剂，水煎服，每日1剂。

【按】患者因忧郁思虑，情志不舒，肝失疏泄，郁而化火，上扰清空，发为头痛；肝郁气滞，血行不畅，筋脉失润，故肩颈痛；肝郁化火伤津，故口干苦；舌淡红，苔白薄，脉弦是肝郁化火之象。木郁宜达之，故先治以疏肝清火、疏风止痛，用丹栀逍遥散加减，继治以益气、通络、解肌，方用黄芪桂枝五物汤加减而获效。

【医案4】肝经郁火头痛案

患者邹某某，男，42岁，农民，广东佛山人，因"反复头痛3个月余"就诊。患者于3个多月前无明显诱因出现头痛，间歇性发作，发作不定时，曾在门诊诊断为偏头痛，予抗炎止痛西药治疗症状无好转。TCD：双侧大脑中动脉轻度流速增高。头颅CT未见异常。

2013年11月26日初诊：患者头痛，以双颞部为主，呈搏动样痛及胀痛，无畏光畏声，无恶心呕吐，胃纳正常，入睡困难，二便调。舌边红，苔白，脉弦细。体格检查：血压120/85mmHg，神志清，形体适中，面色少华，表情痛苦，语声低怯，查体合作。脑神经检查无异常，四肢肌张力正常，四肢肌力5级，共济运动无异常，双侧针刺觉对称、无减退，病理征未引出。

中医诊断：头痛病（肝经郁火）。

西医诊断：偏头痛。

治法：疏肝清火，祛风止痛。

处方：小柴胡汤加减。柴胡20g，黄芩15g，法半夏9g，炙甘草5g，党参15g，大枣10g，生姜15g，羌活15g，藁本15g，蔓荆子20g，川芎15g，牛膝20g。共4剂，水煎服，每日1剂。

2013年11月29日二诊：患者服药后头痛明显好转，入睡困难，口干苦，胃纳可，二便正常，舌质红，苔白，脉弦细。证属肝经郁火，治宜疏肝清火，祛风止痛，佐以安神。

处方：小柴胡汤加减。柴胡20g，黄芩15g，法半夏15g，炙甘草5g，党参15g，大枣10g，生姜15g，羌活15g，藁本15g，蔓荆子20g，川芎15g，牛膝20g，粳米30g。共7剂，水煎服，每日1剂。

2013年12月6日三诊：患者服药后有少许头痛，仍睡眠欠佳，入睡困难，无头晕呕吐，口干苦，胃纳正常，二便调。舌质红，苔少白，脉弦细。证属心肾不交，治宜养阴清热，镇静安神。

处方：青蒿鳖甲汤加减。鳖甲（先煎）20g，天麻10g，钩藤20g，白芍15g，砂仁（后下）5g，龙齿（先煎）30g，熟地黄20g，茯神30g，蔓荆子20g，川芎15g，羌活10g，夜交藤30g。共7剂，水煎服，每日1剂。

【按】《黄帝内经》曰："气上不下，头痛巅疾。"《类证治裁》曰："头为天象，诸阳会焉，若六淫外侵，精华内痹，郁于空窍，清阳不运，其痛乃作。"头痛有外感、内伤之别，内伤头痛与肝、脾、肾三脏有关。因于肝者，多因情志失调，肝失疏泄，郁而化火，肝火上扰清窍，故见头痛；郁火内扰，心神不宁，故睡眠不好；舌边红，苔白，脉弦细是肝经郁火之象。治疗宜疏肝清火、祛风止痛，故用小柴胡汤加减而获效。

【医案5】感冒（气虚外感）头痛案

患者杨某某，女，35岁，教师，佛山禅城人，因"头痛身痛2天"就诊。患者于2天前因熬夜备课吹风扇后出现全头痛，头痛如裂，曾自行服"芬必得"治疗，头痛缓解约2小时。既往体健，否认糖尿病、高血压等病史。血常规无异常。

2013年6月2日初诊：患者全头痛，后枕部明显，伴周身骨痛，头晕，恶寒，无咽痛咳嗽，无发热、呕吐，胃纳差，整夜不能入睡，二便调。体格检查：血压80/60mmHg，体温36.9℃，脉搏70次/分，呼吸18次/分，神志清，对答合理，精神疲倦，表情痛苦，查体合作，心肺听诊无特殊。腹平软，无压痛及反跳痛，肋下肝脾未触及，肠鸣音存。神经系统检查无阳性体征。望其面色苍白，舌质淡胖，苔白滑，闻其语声低，有气无力，诊其脉弦细。

中医诊断：感冒（表虚外感风寒）。

西医诊断：感冒。

治法：益气疏风解表。

处方：人参败毒散加减。柴胡10g，川芎10g，枳壳10g，前胡10g，羌活15g，独活15g，茯苓15g，桔梗10g，党参15g，炙甘草5g，紫苏叶20g。共3剂，水煎服，每日1剂。

另用生姜50g、葱30g、紫苏叶30g，加水1000mL煲水洗澡。

2013年6月5日二诊：患者服药后次日早上头身疼痛已解除，无发热恶寒，有少许头晕，能入睡，困倦乏力，口淡，胃纳较差，二便通畅。舌质淡胖，苔白，脉细。证属脾气虚，治宜益气健脾。

处方：六君子汤加减。党参15g，茯苓15g，炙甘草5g，柴胡10g，白术10g，薏苡仁15g，陈皮15g。共3剂，水煎服，每日1剂。

【按】气虚感冒者，由于卫表不固，外感风寒，气虚无力托送，邪不易解，故头身疼痛，恶寒，无汗；风邪上犯，清窍不利，故头晕；邪正互争，扰动心神，故入睡困难；舌质淡胖，苔白滑，脉细为正气不足之象。虚人伤风，宜固其气，兼解风邪，以扶正解表。本案先益气疏风解表，用人参败毒散加减治疗，表邪去后继用六君子汤加减善后。

【医案6】厥阴风寒偏头痛案

患者胡某某，女，45岁，农民工，重庆人，因"反复头痛1年多"就诊。患者于1年多前无明显诱因出现头顶冷痛，头痛发作时恶心，无呕吐，无畏声畏光，发作前无眼前闪光等先兆症状，曾在外院治疗，予消炎止痛药口服，症状无好转。近1年来头痛反复发作，冬天尤为严重，现求治于中医。

2013年12月1日初诊：患者头顶冷痛，气候转变时发作，怕风，冬天遇风吹则头痛甚，无恶心呕吐，睡眠一般，胃纳正常，二便调。体格检查：血压110/70mmHg，脉搏65次/分，呼吸20次/分，神志清，精神尚好，对答合理，面色稍白，查体合作，心肺听诊无特殊，腹平软，无压痛及反跳痛，肋下肝脾未触及。两侧鼻唇沟对称，伸舌居中，四肢肌力、肌张力正常，共济运动无异常，双侧针刺觉对称，病理征未引出。外院头颅CT未见异常。望其表情痛苦，困倦，面色少华，舌淡胖有齿印，苔白滑，闻其语声细长，诊其脉沉细。

中医诊断：头痛病（厥阴风寒）。

西医诊断：偏头痛。

治法：温阳散寒，祛风止痛。

处方：吴茱萸汤加减。吴茱萸10g，党参15g，大枣15g，生姜30g，白芷15g，藁本15g，细辛3g。共14剂，水煎服，每日1剂。

2013年12月15日二诊：患者药后头痛明显好转，吹风无头痛发作，恶心，无呕吐、头晕，睡眠可，胃纳一般，二便调，舌淡胖有齿印，苔白滑，脉沉细。证属表虚风寒，治宜温阳散寒，益气固表。

处方：吴茱萸汤合玉屏风散。吴茱萸10g，党参15g，大枣15g，生姜30g，藁本15g，黄芪30g，防风10g，白术10g。共7剂，水煎服，每日1剂。

【按】头痛有外感、内伤之别。头为诸阳之会，厥阴经上会于颠顶。本案患者肝胃阳气不足，阴寒得以乘之，复因气候转变，易感虚邪贼风，引动阴寒之邪，浊邪乘厥阴经上扰脑窍，气机阻滞，清窍不利，故见头痛；表阳虚，故怕风；舌淡胖有齿印，苔白滑，脉沉细是阳气不足之象。治以温阳散寒、祛风止痛为法，方用吴茱萸汤加减而获效。

【医案7】厥阴头痛（偏头痛）案

患者周某某，女，46岁，工人，湖南人，因"反复头痛1年多"就诊。患者于1年多前无明显诱因出现头痛，曾在外院治疗，予解热镇痛西药及祛风止痛中药治疗，症状无好转，头痛反复发作，难以忍受，现求治于中医。既往有高血压病史多年，不规则服药治疗，五年前曾患左侧面神经炎，已治愈。

2012年12月30日初诊：患者头顶痛及双侧太阳穴疼痛，呈持续性胀痛、刺痛，夜间加重，可痛醒，得温疼痛稍减，遇风吹则痛甚，无恶心呕吐，无畏光畏声，发作前无眼前闪光等先兆症状，睡眠欠佳，胃纳正常，二便调。体格检查：血压120/80mmHg，脉搏75次/分，呼吸18次/分，神志清，对答合理，精神尚好，面色稍白，查体合作，心肺听诊无特殊，腹平软，无压痛及反跳痛，肋下肝脾未触及。专科检查：右侧鼻唇沟变浅，余脑神经无异常，四肢肌力、肌张力正常，双侧针刺觉对称，双侧病理征未引出。

外院头颅MRI：双侧半卵圆中心脑缺血灶。望其表情忧虑，困倦，面色少华，舌体稍胖，舌质淡，苔白滑，闻其语声细长，诊其脉沉细。

中医诊断：头痛（厥阴虚寒）。

西医诊断：偏头痛；脑缺血。

治法：温肝散寒，疏风止痛。

处方：吴茱萸汤加味。吴茱萸10g，党参15g，大枣15g，生姜30g，羌活5g，白芷10g，乌药5g，茯神30g。共4剂，水煎服，每日1剂。

2013年1月3日二诊：患者服药后头痛稍减轻，头顶痛为甚，夜间会痛醒，无呕吐头晕，睡眠有改善，胃纳一般，二便调，舌体稍胖，舌质淡，苔白滑，脉沉细。证属厥阴虚寒，治宜温肝散寒，疏风止痛，佐以健脾益气。上方去羌活，加白术20g。共4剂，水煎服，每日1剂。

2013年1月8日三诊：患者仍有头痛，夜间发作，大便有血，睡眠欠佳，无呕吐，胃纳一般，小便正常，舌体稍胖，舌质淡，苔白滑，脉沉细。证属厥阴虚寒，治宜温肝散寒，疏风止痛。

处方：吴茱萸汤加减。吴茱萸10g，党参15g，大枣15g，炮姜30g，白芷15g，细辛3g，茯神30g，制陈皮15g，地榆炭15g。共4剂，水煎服，每日1剂。

2013年1月13日四诊：患者头痛明显减轻，觉左颞部不适，鼻塞，多梦，无头晕呕吐，无发热，微恶寒，胃纳正常，无便血，小便调，口淡，舌体稍胖，舌质淡，苔白滑，左脉沉细，右寸脉略浮。证属表虚外感风邪，治宜解表祛风止痛。

处方：玉屏风散加减。黄芪30g，白术15g，防风10g，辛夷花（包煎）15g，苍耳子15g，羌活10g，制半夏15g，粳米30g，茯神30g。共4剂，水煎服，每日1剂。

2013年1月18日五诊：患者头痛继续减轻，左颞部不适，鼻塞减轻，鼻衄，睡眠欠佳，多梦，无头晕呕吐，无发热，微恶寒，胃纳正常，无便血，小便调，口淡，舌体稍胖，舌质淡，苔白滑，脉沉细。证属气虚不摄，治宜益气祛风，摄血止血。上方加川牛膝15g、茯神30g、栀子炭15g。共4剂，水煎服，每日1剂。

2013年1月22日六诊：患者已无头痛，无鼻塞鼻衄，睡眠尚可，无头晕呕吐，无发热恶寒，胃纳正常，无便血，小便调，口淡，舌体稍胖，舌质淡，苔白滑，脉沉细。证属脾胃气虚，治宜健脾益气扶正。予陈夏六君子丸口服以善其后。

【按】诸阴寒邪不能上逆，为阳气窒塞，浊邪上据，厥阴风寒乃能逆上，逆壅而冲于头，故作痛也；入夜则阴气盛，阳气虚衰，阴寒之气更甚，故病甚，头痛加重；舌体稍胖，舌质淡，苔白滑，脉沉细为阳虚阴寒之象。本案先以温肝疏风止痛，后以益气祛风解表止痛，先后用吴茱萸汤、玉屏风散加减治疗而愈。

【医案8】慢性偏头痛（风火头痛）案

患者郭某某，男，55岁，佛山禅城人，因"反复头痛5年"就诊。患者于5年前无明显诱因出现头痛，需服"止痛散""散利痛"等药方能止痛，严重影响工作和生活，曾在当地医院及本院门诊就诊，中医按"风邪上犯""少阳郁火""血虚生风"等予小柴胡汤、麻黄细辛附子汤、四物汤等加减治疗，西医予阿米替林、普萘洛尔、氟哌噻吨美利曲辛、卡马西平、丙戊酸钠等治疗，头痛发作次数稍减少，现4～5天发作一次，每次持续数小时，仍影响工作和生活。外院脑电图、头颅MRI均未见异常。

2013年2月7日初诊：患者头痛，每4～5天发作一次，为双侧颞部及后枕部牵拉样胀痛，吹风、晒太阳，甚至睡眠做梦均会诱发头痛，头痛呈持续性，伴畏光，无畏声，伴失眠多梦，口淡，时有口苦，胃纳正常，无头晕呕吐，无发热恶寒，大便通畅，小便调。体格检查：血压120/85mmHg，脉搏78次/分，呼吸18次/分，神经系统检查无阳性体征。望其神志清，精神困倦，表情忧虑，面色略暗，舌淡有齿印，苔白，闻其语声响亮，诊其脉左寸关弦滑，尺脉沉细，右脉沉细。

中医诊断：头痛病（风火头痛）。

西医诊断：慢性偏头痛。

治法：清热泻火，养血祛风，通络止痛，佐以养血安神。

处方：白虎汤加桂枝、四物汤加减。生石膏20g，桂枝20g，熟地黄20g，白芍30g，细辛3g，怀牛膝30g，羌活15g，茯神15g，莲子20g，龙眼肉20g，煅龙骨（先煎）20g，煅牡蛎（先煎）20g。共14剂，水煎服，每日1剂。

活血散贴双侧太阳穴，每天1次。

嘱禁烟酒，忌巧克力、熏肉等诱发头痛之品。

2013年3月19日二诊：患者头痛发作次数减少，程度减轻，每周发作一次，自诉因工作繁忙，服中药间期自服西药，但觉服中药后头痛发作较服西药明显减少，且头痛发作时不需服解热镇痛西药。睡眠较差，多梦，睡梦中已无头痛发作，口淡，无口苦，无发热恶寒，大便正常，小便调。舌淡有齿印，苔白，脉左寸关弦滑，尺脉沉细，右脉沉细。证属心肝郁火，兼气血虚，治宜清热泻火，养血祛风，通络止痛，佐以养血安神。守上方，共14剂，水煎服，每日1剂。

2013年5月2日三诊：患者近一个月偶有少许头隐痛，持续时间较短，约1小时能自行缓解，晒太阳及吹风后觉头部不适，但不会引起头痛发作，无须服止痛药，且已停服西药，睡眠仍欠佳，易醒、多梦，口淡，无口苦，舌淡有齿印，苔白，脉滑细。证属气血两虚，心神不宁。治宜益气养血，祛风止痛，宁心安神。

处方：八珍汤加减。党参20g，茯苓15g，白术15g，炙甘草10g，熟地黄20g，白芍15g，当归10g，川芎15g，羌活15g，茯神15g，莲子20g，龙眼肉20g。共7剂，水煎服，每日1剂。

【按】风火头痛乃浊邪上据，清阳不升，风火乃能上逆，乘虚上入而为头痛。同气相求，邪气遇风、火则甚，上扰清空，故头痛发作；虚火内扰，故失眠多梦，口苦；久病伤正，脾胃不足，故口淡；舌淡有齿印，苔白是久病正虚之象；左寸关弦滑，左尺脉及右脉沉细为心肝郁火，兼气血虚之象。治疗宜清热泻火，养血祛风，佐以养血安神，方用白虎汤加桂枝、四物汤加减，风火渐去，"暂病者，当重邪气；久病者，当重元气"，继予八珍汤加减益气养血以善其后。

头痛是临床常见病，根据致病原因的不同，可以分为外感头痛与内伤头痛两大类。外感头痛多因风、寒、湿、热等邪气循经上扰，壅滞清窍而发，一般起病急，病程短，多伴表证，病性属实，治疗多以祛风散邪为法。内伤头痛多因情志、饮食、劳倦、房劳、体虚等，导致肝阳偏亢，痰浊内阻，瘀血阻窍，气血亏虚，肾精不足，以致清窍失养，或清窍被扰而发，一般病程长，起病缓，多伴肝、脾、肾三脏功能失调症状，病性复杂，有虚有实，尤易虚实夹杂，多采取补虚泻实、标本兼顾的治则，并可根据头痛部位酌情配伍引经药物。

（杨青疆）

第四章 不 寐

第一节 概 述

不寐是指脏腑机能紊乱，阴阳失调导致人不能获得正常睡眠的一种病证。

人体脏腑调和，气血充足，心神安定，卫阳能入于阴，"阴平阳秘"，则夜寐安。饮食不节、情志失常、劳倦、思虑过度、病后及年迈体虚等因素，可导致人心神不安，神不守舍，不能由动转静，从而引起不寐病证。不寐的病因虽多，但其基本病机总属阳盛阴衰，阴阳失交。一为阴虚不能纳阳，一为阳盛不得入阴。病位主要在心，与肝、脾、肾关系密切。因心主神明，神安则寐，神不安则不寐。血之来源，由水谷精微所化，上奉于心，则心得所养；受藏于肝，则肝体柔和；统摄于脾，则生化不息；调节有度，化而为精，内藏于肾，肾精上承于心，心气下交于肾，阴精内守，卫阳外护，阴阳协调，则神志安宁。饮食不节、思虑劳倦等伤及诸脏，精血内耗，心神失养，神不内守，阳不入阴，则发为不寐。

不寐的病理性质有虚实之分。肝郁化火，或痰热内扰，邪扰心神，多属实证。心脾两虚，气血不足，或心胆气虚，或心肾不交，水火不济，心神失养，神不安宁，多属虚证。病久可致虚实兼夹，或兼血瘀。

不寐的病机转化多端，如肝郁化火者，易伤阴耗气，由实转虚；心脾两虚者，遇饮食不当，脾胃受戕，气血愈虚，食积内停，则可见虚实夹杂；温燥太过，易致阴虚火旺；属心肾不交者，可进一步发展为心火独亢、肾水更虚之证。

不寐的治疗当以补虚泻实、调整脏腑阴阳为原则。实证泻其有余，如疏肝泻热、清化痰热、消导和中；虚证补其不足，如益气养血、健脾、补肝、益肾。在此基础上安神定志，如养血安神、镇静安神、清心安神。

不寐是临床常见病证之一，亦可为多种病证的症状，临床上应注意把握主次，谨防以症代病，贻误了对原发病的治疗。与不寐关系最密切的基础原发病有神经症、更年期综合征、慢性消化不良、贫血、动脉粥样硬化等。

第二节 医案举隅

【医案1】心肾不交不寐案

患者胡某，男，24岁，个体户，佛山禅城人，因"睡眠不好1个月余"就诊。患者1个多月前因工作繁忙开始出现睡眠不好，曾在当地医院治疗，诊断为焦虑症，予奥氮平、黛力新、阿普唑仑等治疗，能入睡，但醒后觉头晕乏力，伴心悸、心慌加重及手震等不适，现寻求中医药治疗。患者平素体健，否认高血压、甲状腺功能亢进等病史。

2015年3月13日初诊：患者入睡困难，夜间心悸、心慌，口干苦，胃纳正常，二便通畅，舌暗红，苔白稍干，脉滑细。体格检查：体温36.5℃，脉搏75次/分，呼吸18次/分，血压120/85mmHg，神志清，对答合理，表情忧虑，查体合作，心肺听诊无特殊。腹平软，无压痛及反跳痛，肋下肝脾未触及，肠鸣音存。双下肢无浮肿。望其精神好，面色略红，闻其语声有力。

中医诊断：不寐（心肾不交）。

西医诊断：睡眠障碍。

治法：清心火，引火归原，交通心肾。

处方：交泰丸加味。黄连5g，肉桂5g，酸枣仁45g，柏子仁20g，灯心草2g，淡竹叶10g，麦冬15g，丹参20g，素馨花5g，龙齿（先煎）30g。以水400mL煎取200mL，早、晚分服，共7剂，每日1剂。

2015年3月19日二诊：患者服药后睡眠明显好转，停用奥氮平、黛力新及阿普唑仑等西药后能入睡6小时，心悸、心慌减少，口干苦，胃纳可，二便通畅，舌暗红，苔白，脉滑细。效不更方，继用上方10剂。

2015年3月29日三诊：患者已能正常入睡，睡眠时间7小时，但有心悸、心慌、夜汗，胃纳正常，口干苦，二便调，舌暗红，苔白，脉滑细。证属心肾不交，继续以交通心肾为法，佐以敛心安神。

处方：交泰丸加减。黄连5g，肉桂5g，酸枣仁45g，柏子仁20g，灯心草2g，淡竹叶10g，麦冬15g，丹参20g，素馨花5g，煅牡蛎（先煎）30g，石菖蒲5g，党参15g。以水400mL煎取200mL，早、晚分服，共7剂，每日1剂。

【按】不寐多由劳逸失度、情志所伤、久病体虚、五志过极等引起阴阳失交、阳不入阴所致。患者烦劳过度，阴阳气血失调，肾中阴精不能上承于心，而心火偏亢，失于下降，导致阴阳失交，故入睡困难；心火内扰，故心悸、心慌、口干苦；舌暗红，苔白稍干，脉滑细是心肾阴亏，兼夹瘀阻之象。本案以清心火、引火归原、交通心肾为法，方用交泰丸加味而获良效。

正常生理情况下心在上焦，属火；肾在下焦，属水。心中之阳下降至肾，能温养肾阳；肾中之阴上升至心，则能涵养心阴。通常，心火和肾水就是通过升降互相协调，彼此交通，保持动态平衡。心肾不交是心阳与肾阴的生理关系失常的状态，如肾阴不足或心火扰动，两者失去协调关系，称为心肾不交。主要症状为心烦、失眠、多梦、怔忡、心悸、遗精等，治疗上当以交通心肾为主。交泰丸中用黄连清心泻火以制偏亢之心阳，用肉桂温补下元以扶不足之肾阳；心火不炽则心阳自能下降，肾阳得扶则肾水上承自有动力。水火既济，交泰之象遂成，夜寐不宁等症便可自除。正如《本草新编》所说："黄连、肉桂寒热实相反，似乎不可并用，而实有并用而成功者，盖黄连入心，肉桂入肾也……黄连与肉桂同用，则心肾交于顷刻，又何梦之不安乎？"再辅以酸枣仁、柏子仁安神定志，在原方基础上予煅牡蛎重镇安神，淡竹叶、灯心草、麦冬清心，素馨花行气，石菖蒲化湿，党参益气，丹参活血。诸药配合，安神定志，交通心肾，故治疗失眠有较好效果。

【医案2】年老血虚不寐案

患者梁某，男，74岁，退休工人，佛山禅城人，因"失眠多梦3年多"就诊。患者于3年多前无明显诱因出现失眠多梦，曾在当地治疗，诊断为睡眠障碍，予镇静安眠药治疗能暂时缓解，停药后又发作，甚为痛苦，现来求治于中医。患者既往体健，否认高血压、糖尿病等病史。

2013年3月26日初诊：患者精神疲倦，失眠多梦，甚或彻夜不眠，做噩梦，严重时可从床上跌倒在地，无头晕、头痛，无口干苦，胃纳正常，二便调。体格检查：血压120/70mmHg，脉搏75次/分，呼吸20次/分，神志清，查体合作，心肺听诊无特殊，腹平软，无压痛及反跳痛，肋下肝脾未触及，肠鸣音正常，双侧病理征未引出。望其双目少神，表情忧虑，唇色苍白，舌质淡，苔白，闻其声低，诊其脉弦细。

中医诊断：不寐（阴血亏虚，心神不宁）。

西医诊断：睡眠障碍。

治法：补血养心，镇静安神。

处方：四物汤加味。熟地黄30g，白芍30g，当归10g，川芎10g，莲子30g，龙眼肉20g，煅磁石（先煎）20g，远志5g，茯神15g。以水400mL煎取100mL，早、晚分服，共7剂，每日1剂。

2013年4月2日二诊：患者服药后能入睡，呈浅睡眠状态，噩梦减少，无口干苦，胃纳正常，二便调，舌质淡，苔白，脉弦细。效不更方，继用上方7剂。

2013年4月9日三诊：患者服上药后睡眠明显改善，已不做噩梦，无头痛头晕，间有夜间左小腿抽筋，舌质淡，苔白，脉弦细。患者夜间下肢抽筋，乃血虚不能养筋，守上方加川木瓜20g以舒筋通络，服10剂。

患者服药10剂后每晚能睡约6小时，无噩梦，胃纳可，二便调。

【按】不寐乃阳盛阴衰，阴阳失交。患者年老体弱，精血亏虚，肾水不能上承于心，心气不能下交于肾，阴阳失交，神魂无主，心神不宁，故不寐；舌质淡，苔白，脉弦细乃血虚之象。虚者补之，此时只需养血上奉于心，心得所养，血化为精，藏于肾，肾精上承于心，心气下交于肾，则神志安宁。治疗宜补血养心，镇静安神，方用四物汤加味，其中龙眼肉养血，莲子中有空隙，交通心肾，煅磁石重镇安神，远志、茯神养心安神，诸药合用而愈。

【医案3】痰热内扰不寐案

患者黄某某，男，52岁，佛山三水人，因"睡眠不好3天"就诊。

2021年4月19日初诊：患者近3天无明显诱因出现睡眠欠佳，精神稍疲倦，头晕，无头痛，无心慌心悸，无发热恶寒，口干苦，胃纳正常，二便调。体格检查：血压150/85mmHg，神志清，查体合作，咽部充血，扁桃体无肿大，心肺无特殊。腹软，左中下腹轻压痛，无反跳痛。舌质红，苔黄腻，脉滑。既往有嗜烟史，吸烟40多年，量约20支/日，否认嗜酒史，否认高血压、糖尿病等病史。

中医诊断：不寐（痰热内扰）。

西医诊断：睡眠障碍。

治法：清热化痰安神。

处方：温胆汤加减。姜半夏9g，陈皮10g，茯苓30g，炙甘草10g，生姜6g，竹茹12g，枳实12g，龙齿30g，黄连5g，琥珀5g，牡丹皮12g，大枣12g。颗粒剂，水冲服，共7剂。

2021年4月26日二诊：患者服药后睡眠好转，无头晕、头痛，无心慌，仍口干苦，胃纳正常，二便调，舌质红，苔黄腻，脉滑。效不更方，守上方，继用7剂，药后症状基本消失。

2022年2月21日三诊：患者再发睡眠不好5天，表现为入睡困难，伴口干苦，睡时出汗，头部有烘热感。舌质红，苔黄腻，脉滑略数。证属痰热内扰，治宜清热化痰安神。

处方：温胆汤加减。姜半夏10g，蒸陈皮10g，竹茹30g，炙甘草10g，麸炒枳实15g，龙齿（先煎）30g，黄连片10g，琥珀（冲服）10g，牡丹皮15g，黑枣15g，淡竹叶15g，灯心草2g。

【按】《四圣心源》中说："中气旺，则胃降而善纳，脾升而善磨，水谷腐熟，精气滋生，所以无病。"脾胃位于中焦，脾气升胃气降，为"气机升降之枢"。《类经》中云："枢则司升降而主乎中者也。"全身气机的升降都依赖于中焦升降功能的正常。李中梓在《医宗必读》中说"脾为生痰之源"，脾气虚不能运化水湿则成痰湿。痰湿停中焦，阻塞中焦气机，则中焦"交通枢纽"的功能就不能发挥作用，气机应升不升，该降不降。心火不降，郁于上，扰动心神，则成失眠，且痰湿郁久可化热。本例患者之不寐病位在脑，实则属心，痰热上扰心神致心神不安，夜不能寐，治宜清热化痰安神。

本案应用温胆汤加减治疗，其中黄连清心泻火，姜半夏降气逆、和脾胃、燥痰湿，竹茹、陈皮健脾理气、清热化痰，枳实破气消痰，炙甘草和中益脾。不寐甚者，可加酸枣仁、珍珠母、龙齿、琥珀以增强镇静、安神、宁心之效；热盛者，可加清热凉血之品，如牡丹皮、生地黄等；亦可使热从小便出，佐入淡竹叶、灯心草等。诸药合用，共奏清热化痰、和胃利胆、安神和中之效，恰合痰火扰心之不寐的病机。

【医案4】肝气郁结不寐案

患者范某某，女，55岁，佛山三水人，因"失眠1年多"就诊。患者于2020年12月做尿道憩室手术后出现入睡困难，胸闷不舒，病情持续，平素精神紧张，易焦虑，需长期服用阿普唑仑方可入睡。

2022年4月11日初诊：患者睡眠易醒，伴头麻，无头晕头痛，无心慌心悸，无发热恶寒，口干苦，胃纳正常，二便调。血压120/80mmHg，舌淡，苔白，脉细滑。

中医诊断：不寐（肝气郁结）。

西医诊断：睡眠障碍。

治法：疏肝解郁安神。

处方：四逆散加味。北柴胡15g，白芍10g，炙甘草5g，麸炒枳实15g，炒酸枣仁30g，龙齿（先煎）30g，醋香附10g，郁金15g。以水400mL煎取100mL，早、晚分服，共7剂，每日1剂。

2022年4月25日二诊：患者服药后停服阿普唑仑，睡眠明显好转，无胸闷、头麻，无头痛，舌淡，苔白，脉细滑。

处方：四逆散加味。北柴胡15g，白芍10g，炙甘草5g，麸炒枳实15g，炒酸枣仁30g，龙齿（先煎）30g，醋香附10g，郁金15g，熟地黄30g。以水400mL煎取100mL，早、晚分服，共7剂，每日1剂。

【按】不寐的发生与情绪、遗传、环境、精神等因素有关。中医认为，不寐一般病位在心，与肝、脾密切相关，肝主疏泄、藏血，情志不畅可导致肝失疏泄，肝气郁结，气机不畅，郁而化火，扰动心神，发生不寐；本案中患者行手术后出现睡眠障碍，且平素精神紧张，易焦虑，长期服用阿普唑仑方可入眠，故其治疗应以疏肝解郁安神为基本原则。

四逆散出自《伤寒论·辨少阴病脉证并治》，功效为疏肝解郁，调和肝脾。四逆散包括炙甘草、芍药、枳实、柴胡，具有调和肝脾、疏肝解郁等临床效果，临床上通常用于肝脾气郁、阳郁厥逆等症的治疗。其中，柴胡为君药，既可疏解肝郁，又可升清阳以使郁热外透；芍药为臣药，与柴胡相配，一升一敛，能够共同达到养血敛阴的目标，使郁热透解而不伤阴；同时，炙甘草具有缓急和中的作用，枳实可疏畅气机，行气散结，两者同为使药。

加味四逆散是在四逆散的基础上加用炒酸枣仁、生龙齿以加强扶正祛邪安神之功，并加入香附、郁金理气活血解郁。全方扶正不留邪，祛邪不伤正，共奏疏肝解郁安神之功。

【医案5】心阴虚不寐案

患者张某某，男，63岁，退休工人，广西南宁人，因"睡眠不好3年多"就诊。患者于3年多前无明显诱因出现睡眠不好，平时睡眠浅，每月有7～8晚整夜不能入睡，曾在当地医院治疗，有时服安眠药也难以入眠，且睡眠质量不好，现转服中药治疗。既往体健，否认高血压、糖尿病等病史。

2013年5月13日初诊：患者少眠，入睡困难，甚至整夜不能入睡，伴心烦易怒，多梦，口干，无口苦，无心悸心慌，胃纳正常，小便通畅，大便质软成形。体格检查无阳性体征。舌质红，苔黄，脉细弦。望其神志清，形体适中，表情忧虑，面色稍暗，闻其语声响亮。

中医诊断：不寐（心阴虚）。

西医诊断：睡眠障碍。

治法：滋阴养心，重镇安神，佐以清热除烦。

处方：养心安神饮加减。生地黄20g，熟地黄15g，天冬15g，麦冬15g，柏子仁15g，炒酸枣仁15g，合欢皮20g，龙齿（先煎）30g，茯神30g，夜交藤30g，山栀子6g，甘草6g。以水400mL煎取100mL，早上空腹服，晚上睡前1小时服，共7剂，每日1剂。

2013年5月20日二诊：患者服药后失眠好转，稍有口干，胃纳正常，二便调，舌脉同上。虑其阴津不足，上方加用葛根20g以生津止渴，以水400mL煎取200mL，早上空腹服，晚上睡前1小时服，共7剂，每日1剂。

2013年5月27日三诊：患者睡眠好转，口干，胃纳正常，二便调，舌质红，苔黄干，脉略弦。阴津仍不足，故口干、苔黄干，加天花粉10g配葛根以加强生津止渴之功。以水400mL煎取200mL，早上空腹服，晚上睡前1小时服，共7剂，每日1剂。

2013年6月3日四诊：患者服药后1周内有2次睡眠不宁，口干改善，小便频数，夜尿4～5次，胃纳正常，大便调，舌质略暗红，苔薄，脉数。阴津不足之象已除，但见肾气不足，气化失司，膀胱失约，故小便频，加用菟丝子补肾固精缩尿。

处方：养心安神饮加减。生地黄20g，熟地黄15g，天冬15g，麦冬15g，柏子仁15g，炒酸枣仁15g，合欢皮20g，龙齿（先煎）30g，茯神30g，夜交藤30g，山栀子6g，甘草6g，菟丝子12g。以水400mL煎取200mL，早上空腹服，晚上睡前1小时服，共7剂，每日1剂。

2013年6月17日五诊： 患者药后近两周有2次睡眠不宁，睡眠浅，有梦，夜尿减少，每晚2～3次，易怒，无心烦不安，胃纳正常，大便调，舌质红，苔薄黄，脉细数。上方菟丝子改为15g，以水400mL煎取200mL，早上空腹服，晚上睡前1小时服，共7剂，每日1剂。

【按】 不寐有虚实之分，虚证多系气阴不足所致。《伤寒六书·不眠》云："不得眠者，阳盛阴虚，则昼夜不得眠。盖夜以阴为主，阴气盛则目闭而卧安，若阴为阳所胜，故终夜烦扰而不得眠也。"患者思虑劳倦伤脾，暗耗精血，阴耗心伤，神不守舍，故见睡眠不宁，心烦多梦；阴液不足，故口干；舌质红，苔黄，脉细弦是心阴虚之象。治疗重在养阴补血兼清心火，本案以滋阴养心、重镇安神为法，方用自拟养心安神饮而获良效。

【医案6】虚火内扰不寐案

患者彭某某，女，40岁，农民，广东佛山人，因"睡眠不好半个月余"就诊。患者近半个月来出现睡眠不好，曾在外院服用西药安眠药治疗，服药时能入睡，停药后又失眠，整晚不能入睡，现来求治于中医，要求中药治疗。

2014年2月20日初诊： 患者睡眠不好，表现为入睡困难及早醒，伴心烦、多梦，口微干，无心悸、盗汗，胃纳正常，大便正常，小便通畅。望其神志清，形体适中，表情忧虑，面色稍白，舌尖红，苔白。闻其言语声响亮，诊其脉细数。

中医诊断： 不寐（虚火内扰）。

西医诊断： 睡眠障碍。

治法： 滋阴清热，宁心安神。

处方： 青蒿鳖甲汤加减。青蒿30g，鳖甲（先煎）20g，龙齿

（先煎）30g，地骨皮30g，栀子10g，牡丹皮15g，浮小麦30g，合欢皮20g，炙甘草10g，党参15g，麦冬15g。以水400mL煎取200mL，早、晚分服，共7剂，每日1剂。

2014年2月27日二诊：患者服药后睡眠明显好转，服半粒安眠药已能入睡，仍多梦，口微干，二便调。舌尖红，苔白，脉细数。继续治以滋阴清热，宁心安神。上方去党参，加夜交藤30g。服法同前，共7剂。

2014年3月6日三诊：患者睡眠一般，诉头痛，恶心，心烦，头晕，口干苦，舌红，苔白，脉弦细。月经来潮，量一般，色鲜红，无瘀块，治疗改以疏肝解郁、养血安神为法。

处方：小柴胡汤加减。柴胡20g，黄芩15g，法半夏15g，炙甘草5g，党参15g，大枣10g，生姜10g，合欢皮20g，龙齿（先煎）30g，阿胶（烊化）5g，鳖甲（先煎）20g，百合30g。以水400mL煎取200mL，早、晚分服，共5剂，每日1剂。

2014年3月11日四诊：患者睡眠明显改善，只需服1/4粒安眠药即能入睡，梦减少，腰酸，夜尿2次，舌尖红，苔薄白，脉细数。治疗上改以滋养肝肾、宁心安神为法。

处方：山萸肉20g，鳖甲（先煎）20g，龙齿（先煎）30g，地骨皮30g，百合30g，牡丹皮10g，浮小麦30g，大枣15g，炙甘草10g，合欢皮20g，夜交藤30g，酸枣仁20g。以水400mL煎取200mL，早、晚分服，共3剂，每日1剂。

2014年3月14日五诊：患者睡眠好，不需服安眠药亦能入睡，梦少，无腰酸痛，无夜尿，舌尖红，苔薄白，脉细数。治疗上继续以滋养肝肾、宁心安神为法。守上方，服7剂。

【按】《景岳全书》曰："盖寐本乎阴，神其主也。神安则寐，神不安则不寐。其所以不安者，一由邪气之扰，一由营气之不足耳。"患者肝肾阴虚，阴虚阳亢，虚火上炎，扰动心神，故见睡眠不宁、心烦、多梦等症；阴虚津液不能上承，故口干；舌尖红，苔白，脉细数是阴虚内热之象。本案治以滋阴清热、宁心安神、滋养肝肾而获效。

【医案7】痹病并昼不精、夜不瞑案

患者陈某某，女，47岁，公务员，因"右肘关节疼痛3个月余"就诊。患者于3个多月前打羽毛球后出现右肘关节疼痛，局部无红肿、麻痹，诊断为"网球肘"，经外敷白药膏、口服筋络舒丸等治疗，症状反复发作，发病以来自觉以前的失眠更加严重了。

2016年10月18日初诊：患者入睡困难，睡眠浅，多梦，白天精神困倦，口微干，面色黧黯，无口苦，胃纳好，大便正常，舌尖红，苔白腻，脉弦细。既往有失眠病史多年，未作治疗。否认高血压、糖尿病病史，否认家族史。婚育史无特殊。神经系统检查无阳性体征。

中医诊断：痹病；不寐（气血痹阻）。

西医诊断：网球肘；睡眠障碍。

治法：益气养血，调和营卫，通痹安神。

处方：黄芪桂枝五物汤加减。黄芪45g，桂枝15g，白芍15g，生姜20g，大枣10g，当归10g，龙齿（先煎）30g，炒酸枣仁45g，首乌藤30g，合欢皮15g，黄柏5g。以水500mL，煎30分钟，煮取200mL，早、晚分服，共7剂，每日1剂。

2016年11月11日二诊：患者诉服药后睡眠明显好转，睡眠较深，不容易醒，但右肘关节仍有疼痛，活动受限，面色黧黯，口微干，无口苦，胃纳好，大便正常，舌尖红，苔白腻，脉弦细。治宜益气养血，活血通痹。

处方：黄芪桂枝五物汤合葛根姜黄散加味。黄芪45g，桂枝15g，白芍15g，生姜20g，大枣10g，当归10g，姜黄15g，炒酸枣仁30g，葛根30g，肿节风30g，威灵仙15g，海桐皮15g，黄柏

5g。以水500mL，煎30分钟，煮取200mL，早、晚分服。

【按】《灵枢·营卫生会》曰："老人之不夜瞑者，何气使然？……老者之气血衰，其肌肉枯，气道涩，五脏之气相搏，其营气衰少而卫气内伐，故昼不精，夜不瞑。"本例患者为中年女性，营卫气血衰少，气血运行痹阻不通，筋骨肌肉失其濡养之功，不耐寒热劳作，易伤筋脉，故运动后出现局部关节疼痛，夜间睡眠障碍，白天精神不振；长期睡眠不好，阳不交阴，心肾不交，虚火上扰，故口微干，舌尖红；患者气血衰少，肌肉气道枯涩，营卫之气循行失常，故面色暗；脉弦细乃气血不足、气机不畅之故。治以益气养血，调和营卫，通痹安神，故而获良效。

【医案8】心脾两虚不寐案

患者徐某某，女，54岁，因"睡眠不好10多年"就诊。

2022年3月7日初诊：患者诉10余年前出现睡眠不好，表现为入睡困难、多梦，无口干苦，胃纳一般，二便正常。血压114/86mmHg，舌淡，苔白，脉沉细无力。

中医诊断：不寐（心脾两虚）。

西医诊断：非器质性睡眠障碍。

治法：健脾养心安神。

处方：归脾汤加减。党参15g，黄芪30g，当归5g，炙甘草6g，茯神20g，炒酸枣仁20g，木香10g，龙眼肉15g，龙齿30g，琥珀5g，白芍12g，柴胡12g，枳实12g。颗粒剂，水冲服，共7剂，每日1剂。

2022年3月14日二诊：患者睡眠好转，梦减少，无口干苦。舌淡，苔白，脉仍沉细无力，效不更方，上方去党参继续予14剂稳固疗效。

【按】本案中患者失眠日久，病程缠绵，不易入睡，多梦易醒，舌淡，苔白，脉沉细无力，病因为脾虚血亏，心神失养，心脾两虚，神不安舍，故以健脾养心安神为法。方用归脾汤加减。方中党参、黄芪、炙甘草补脾益气，使气旺而血生；当归、龙眼肉甘温补血养心，茯神、酸枣仁宁心安神，木香理气醒脾，与益气健脾药配伍，既复脾运，又使补而不滞。全方共奏益气补血、健脾养心之功，为治疗思虑过度、劳伤心脾、气血两虚之有效方剂。

（龙炳文　李云　吴怡卿）

第五章 郁 证

第一节 概 述

郁证是以心情抑郁、情绪不宁、胸部满闷、胁肋胀痛、易怒易哭或咽中如有异物梗阻等为主要临床表现的一类病证。郁有广义和狭义之分。广义的郁包括外邪、情志等因素所致之郁，狭义的郁单指情志不舒之郁。本章所论之郁主要为狭义之郁。

郁证是临床常见病证之一，也常见于心悸、不寐等病证，临床上应注意加以鉴别，以防以症代病，贻误了对疾病本质的认识及病因治疗。西医学中的抑郁症、焦虑症、癔症等均属于本病范畴，可参考本病辨证论治。

郁证的病因有情志所伤和体质因素等两个方面。

（1）情志所伤。情志刺激可导致肝失疏泄、脾失健运、心失所养，脏腑阴阳气血失调而成郁证。七情过极，尤其是悲忧思怒，超过机体的调节能力，可导致气机郁滞而成郁证，如清代尤在泾在《金匮翼·积聚统论》中说："凡忧思郁怒，久不得解者，多成此疾。"

（2）体质因素。郁证的发生亦与机体自身的状况有极为密切的关系，如体质素弱，机体的调节能力低下，遇情志刺激时多易发为郁证。如罹患重症顽疾，脏腑气血失调，也可导致郁证的发生。《杂病源流犀烛·诸郁源流》云："诸郁，脏气病也。其原本由思虑过深，更兼脏气弱，故六郁之病生焉。"

郁证的基本病机为气机郁滞，脏腑功能失调。病理因素以气、血、痰、湿、食、火为主。情志所伤，始于肝失条达，气失疏泄，故以气郁为先；气为血帅，气行则血行，气郁则血行不畅，由气及血，而成血郁；肝病及脾，脾失健运，或气滞湿阻，聚湿生痰，而成痰郁；痰气郁结，湿易停留，湿浊不化，则食滞不消，于是痰、湿、食郁亦随之而起，而痰、湿、食郁又可进一步致气血郁结；气、血、痰、湿、食郁久，还可化火而成火郁。故六郁易相因为病或错杂互见。

本病病位主要在肝，涉及心、脾、肾。愤恨恼怒，肝失条达，气机不畅，则肝气郁结，日久化火，症见情志不舒，精神抑郁，或急躁易怒，胸胁胀满。忧思伤脾，脾失健运，聚湿成痰，则痰气郁结，症见咽中如有异物梗塞，吞之不下，咯之不出。情志过极伤心，心失所养，神失所藏，则心神失常，症见心神不宁，喜怒无常。心之气血不足，加之脾失健运，气血生化乏源，则心脾两虚，症见心悸胆怯，失眠健忘。郁火伤阴，肾阴亏耗，心神失养，则心肾阴虚，症见五心烦热，腰膝酸软。

本病的病理性质起初以六郁邪实为主，日久转虚或虚实夹杂。郁证初起多以气滞为主，进而引起化火、血瘀、痰结、食滞、湿停等病机变化，多为实证；病久伤及心、脾、肾等，致使脏腑功能失调，出现心脾两虚、心神失养、心肾阴虚，病机由实转虚。气郁化火多因火热伤阴，阴不涵阳，可转化为心肾阴虚。

郁证日久不愈，病机演变多端，在因郁而病、因病而郁的过程中，每多因果错杂，从无形之气到有形之痰瘀，甚则酿毒。清代林珮琴《类证治裁·郁证》云："七情内起之郁，始而伤气，继必及血，终乃成劳。"

理气开郁、调畅气机、移情易性是治疗郁证的基本原则。对于实证，首当理气解郁，并应根据是否兼有血瘀、火郁、痰结、湿滞、食积等分别采用活血、降火、祛痰、化湿、消食等法。虚证则应根据损及的脏腑及气、血、阴精亏虚的不同情况而补之，或养心安神，或补益心脾，或滋养肝肾。对于虚实夹杂者，又当虚实兼顾。除药物治疗外，精神调摄、心理治疗对郁证亦有极为重要的作用。

第二节　医案举隅

【医案1】肾虚火旺老年性精神障碍

患者钱某某，女，86岁。

2021年9月6日初诊：患者既往有高血压病史，长期服药治疗，现间有幻觉，大便不规律。体格检查：血压130/80mmHg，心肺等检查无异常。舌暗红，苔白干，脉滑数。

中医诊断：郁证（肾虚火旺）。

西医诊断：高血压病2级；老年性精神障碍。

治法：滋阴降火，除烦安神。

处方：黄连阿胶汤加减。黄连5g，阿胶（烊化）5g，白芍15g，煅龙骨（先煎）30g，煅牡蛎（先煎）30g，麦冬15g，沉香5g。共7剂，水煎服，每日1剂。

2021年9月14日二诊：患者服药后幻觉基本消失，无肢体震颤。舌暗红，苔白干，脉滑数。效不更方，在上方基础上加入石菖蒲5g继服。

【按】本证为热邪深入少阴，致使肾水亏虚，心火亢盛，心肾不交，心神不安，属邪实正虚之病。心火亢盛，火邪上扰清窍，故有幻觉；舌暗红，苔白干，脉滑数，为阴亏火旺之象。治当滋阴降火，除烦安神。

方中黄连苦寒入心，清降心火；阿胶甘平入肾，滋阴补血。二药相伍，降心火，滋肾阴，使心火降、肾水旺，水火共济，心神安宁，共为君药。芍药酸甘，养血滋阴，助阿胶滋补肾水，为臣药。佐以煅牡蛎镇静安神，麦冬养阴生津，沉香理气开郁。诸药相伍，苦寒以降心火，酸甘以滋肾水，标本兼顾，交通心肾，则病自除。

【医案2】躯体化障碍案

患者倪某某，男，45岁，工人，佛山南海人，因"腹部有气上蹿6年多"来诊，曾在当地医院治疗，诊断为躯体化障碍，予抗焦虑等治疗，症状时好时差，现要求中药治疗。双下肢肌电图未见异常。平素体健，否认高血压、糖尿病等病史。

2014年12月23日初诊：患者6年多前开始自觉腹部有气上蹿，张口有气溢出，伴有全身不适，耳鸣，口苦，双下肢有麻痹感，睡眠一般，胃纳正常，大便正常，夜尿每晚3次，舌淡红，苔白，脉弦细。体格检查：体温36.0℃，脉搏75次/分，呼吸20次/分，血压120/70mmHg，神志清，对答合理，表情焦虑，查体合作，心肺听诊无特殊。腹平软，无压痛及反跳痛，肋下肝脾未触及，肠鸣音存。双下肢无浮肿。望其面色略暗，闻其张口有嗳气声。

中医诊断：郁证（肝郁血虚，肝气上逆）。

西医诊断：躯体化障碍。

治法：养血行气，和胃降逆。

处方：奔豚汤加减。当归10g，川芎10g，黄芩10g，白芍15g，葛根45g，炙甘草10g，酥半夏20g，生姜20g，桑白皮30g，菟丝子20g，炒麦芽30g。以水400mL煎取200mL，早、晚分服，共7剂，每日1剂。

2014年12月30日二诊：患者自觉药后腹部上蹿之气减少，双下肢麻痹减轻，无口干苦，耳鸣，无夜尿，舌淡红，苔薄白，脉弦细。治疗以养血行气、和胃降逆为法。守上方去菟丝子，加桂枝30g，共7剂。

2015年1月11日三诊：患者明显好转，睡眠可，腰酸，口苦，胃纳正常，耳鸣，舌淡红，苔薄白，脉弦细。病情好转，治疗继续以养血行气、和胃降逆为法。守上方去桂枝，加川楝子15g、菟丝子20g，共7剂。

【按】患者情志失调，肝气郁结，郁久化热，肝血暗耗，肝气上逆，中土脾胃失其和降，故腹部有气上蹿；肝火上扰，故耳鸣，口苦；肝郁气滞，血行不畅，故见双下肢麻痹；久病及肾，肾气不固，故夜尿较多；舌淡红，苔白，脉弦细是肝郁血虚之象。《金匮要略》云："奔豚病，从少腹起，上冲咽喉，发作欲死，复还止。"仿此按奔豚病治疗，以养血行气、和胃降逆为法，方用奔豚汤加减而获效。

【医案3】脾虚肝郁、心肾不交郁证案

患者陈某某，女，38岁，文员，佛山禅城人，因"睡眠不好3个月余"就诊。患者于2013年1月10日突发耳鸣耳聋，当时伴头晕，在西医院治疗，诊断为突发性耳聋、良性阵发性位置性眩晕，予激素、改善循环等治疗，耳聋好转，无头晕，但睡眠不好，西医院诊断为"焦虑状态"，长期服用安眠药咪达唑仑，每晚7.5mg，只能维持4小时左右的睡眠，现欲停用安眠药而求治于中医。既往有"未分化结缔组织病"史，长期服用白芍总苷治疗。

2013年4月11日初诊：患者精神疲倦，表现为入睡困难、早醒、多梦，无头晕呕吐，左耳鸣，无口干苦，胃纳一般，大

便烂，小便调，舌质淡，苔白，脉沉弦细。血常规：白细胞7.37×10⁹/L，红细胞4.97×10¹²/L，血红蛋白109g/L。体格检查：血压120/80mmHg，脉搏70次/分，呼吸18次/分，左耳听力粗测减退，心肺听诊无特殊。望其神志清，双目有神，表情忧虑，面色稍白，闻其善太息。

中医诊断：郁证（脾虚肝郁，心肾不交）。

西医诊断：焦虑状态。

治法：扶土抑木，养血安神。

处方：小柴胡汤加减。柴胡20g，党参15g，炙甘草5g，姜半夏9g，白芍30g，黄芪30g，大枣10g，白术15g，煅龙骨（先煎）20g，煅牡蛎（先煎）20g，莲子15g，合欢皮20g，龙眼肉20g。以水400mL煎取100mL，睡前1小时服，共5剂，每日1剂。

2013年4月16日二诊：患者服药后睡眠好转，但仍觉左耳鸣，无头晕、头痛，无口干苦，胃纳可，大便烂，舌质淡，苔白，脉沉弦细。效不更方，守上方，共7剂。

2013年4月23日三诊：患者二诊后睡眠明显好转，已停服安眠药，无多梦，面色润泽，无头痛头晕，左耳听力减退，仍觉左耳鸣，口干，胃纳一般，大便质软成形，舌质淡，苔白稍干，脉沉弦细。患者口干，属阴津不足，按《伤寒论》原意守上方去半夏，加天花粉15g，共7剂。

2013年5月2日四诊：患者精神好，面色润泽，晚上能维持6小时左右的睡眠，左耳鸣，口干，无口苦，胃纳正常，大便质软成形，舌质红，苔白稍干，脉弦细。守上方去补气温燥之黄芪，加知母15g以滋阴润燥，共7剂。

【按】不寐（焦虑状态）乃思虑劳倦过度，真阴精血不足，阴阳不交，心神不安所致。患者新病瘥后，阴气未复，复因思虑过度，肝气郁结，木旺乘土，脾失健运，生化乏源，阴血不足，不能宅魂，心神不安故见不寐，多梦；中土虚弱，运化失健，故见胃纳一般，大便烂；舌质淡，苔白，脉沉弦细乃脾虚肝郁之象。治宜疏肝解郁，健脾养血，敛心安神。故予小柴胡汤以疏肝解郁，加白术、黄芪、龙眼肉以健脾养血，予煅龙骨、煅牡蛎以收敛神气，用莲子、合欢皮交通心肾而愈。

【医案4】郁证（焦虑）案

患者伍某某，女，56岁，家庭主妇，佛山高明人，因"反复头晕4年，加重1个月"就诊。患者于4年前因反复头晕发作，在当地医院行"颈6/7椎间盘摘除并钢板内固定术"，术后头晕未能解除，半年后又出现胸背部麻木疼痛，以前胸部为主，呈游走性，自觉伴胸闷、心慌等，曾住院治疗，好转后出院。近1个月上述症状加重。平素体健，否认高血压、糖尿病等病史。

2013年5月27日初诊：患者头晕，非旋转性，胸背部、双肩部游走性麻木、疼痛，无肢体活动障碍，无头痛，睡眠差，无言语不清、饮水呛咳，精神佳，胃纳好，大小便正常。体格检查：体温36.8℃，脉搏70次/分，呼吸20次/分，血压122/77mmHg，神志清，对答合理，表情忧虑，查体合作，心肺听诊无特殊。腹平软，无压痛及反跳痛，肋下肝脾未触及，肠鸣音存。专科检查：脑神经无异常，四肢肌张力、肌力正常，双侧针刺觉对称，双侧腱反射正常，双侧霍夫曼征（＋），双侧掌颏反射（＋）。望其急躁多言，面色青，舌胖而淡，苔白腻，闻其语声响亮，诊其脉弦。

血生化检查：甘油三酯1.72mmol/L，肌酸激酶157.8U/L，抗链球菌溶血素O 209.7IU/mL，γ-谷氨酰转肽酶47.3U/L；二氧化碳结合力29.1mmol/L。尿液检查：酸碱度5，潜血（＋），白细胞酯酶（＋），尿沉渣10个/μL，总结晶8.58个/μL，鳞状上皮细胞13.86个/μL。血常规+CHM、凝血六项、女性肿瘤筛查未见明显异常。传染病七项：乙肝核心抗体＞60NCU/mL。心电图：窦性心律，电轴中度左偏，不完全性右束支传导阻滞，心肌缺血可能。彩超：双肾、输尿管、膀胱未见异常声像，肝脏、胆道系统、脾脏、胰腺未见异常声像，左右颈总动脉内中膜稍厚并小斑点钙化，颈部静脉血流通畅，左椎动脉扭曲。建议其他影像检查。DR：右肺尖小结节影，需鉴别伪影与肺内病灶，建议加胸透检查或必要时行CT检查以明确；主动脉硬化，主动脉型心脏；颈6/7水平内固定钢板残留。冠状动脉CT血管造影未见异常。MRI：颅脑MRI平扫未见异常；颈椎术后改变；颈椎退行性改变，颈7不稳；各椎间盘变性，颈4/5、颈5/6椎间盘轻度后突出。

中医诊断：郁证（肝郁气滞，心神不宁）。

西医诊断：焦虑症；颈椎病术后。

治法：疏肝理气，解郁安神。

处方：柴胡加龙骨牡蛎汤加减。生姜10g，大枣10g，党参15g，炙甘草5g，姜半夏9g，黄芩15g，柴胡15g，茯苓15g，桂枝10g，龙骨（先煎）15g，牡蛎（先煎）15g，醋大黄5g，胆南星5g，粉葛15g。以水400mL煎取200mL，早、晚分服，共7剂，每日1剂。

2013年6月3日二诊：患者服药后头晕稍减，但上胸痹痛如前，伴肩颈背部疼痛麻痹，呈游走性，胸闷，心慌，失眠；舌胖而淡，苔白腻，脉弦。此非风寒湿邪而成之痹，多为胸阳不展所致。证属久郁气滞痰阻，治宜行气解郁，化痰散结。

处方：半夏厚朴汤加减。紫苏叶10g，茯苓30g，厚朴15g，姜半夏9g，柴胡20g，桂枝15g，干姜10g，黄芪30g。以水400mL煎取200mL，早、晚分服，共3剂，每日1剂。

2013年6月6日三诊：患者服上方3剂后头晕消失，上胸痛及肩颈背痛大减，睡眠好转，胸闷心悸之症亦减少，无头痛，二便调，口淡，无多食，舌胖而淡，苔白腻，脉弦。病势向愈，效不更方，守上方再进3剂。

患者服上方后诸证消失出院，嘱门诊继续调治。

【按】七情不舒，遂成郁结，既郁已久，变证多端。患者久病之后，情志不舒，肝气郁结，失其疏泄之功，津液运行不畅，凝聚成痰，停聚于脏腑、经络，故见胸背部麻木疼痛，呈游走性；久郁抑脾，耗伤心气，营血渐耗，心失所养，神失所藏，心神不宁，故见胸闷、心慌、失眠等；舌胖而淡，苔白腻，脉弦是肝郁气滞之象。木郁达之，初用疏肝解郁之柴胡加龙骨牡蛎汤加减不应，后以行气解郁、化痰散结之半夏厚朴汤加减而愈。

方中半夏辛温入肺胃，化痰散结，降逆和胃，为君药。厚朴苦辛性温，燥湿消痰，下气除满，为臣药。二药相合，化痰结，降逆气，痰气并治。黄芪重用补气升阳、行滞通痹，桂枝助阳化气、温通经络，二药共用，可消除胸背部麻木；茯苓健脾渗湿，湿去则痰无由生；干姜辛温散结，和胃止呕，且制半夏之毒；紫苏叶芳香行气，理肺宽中，助厚朴以行气宽胸，宣通郁结之气，共为佐药。配入柴胡能疏泄气机之郁滞，使少阳之邪得以疏散。诸药合用，辛苦行降，痰气并治，行中有宣，降中有散，共奏行气散结、降逆化痰之功。

【医案5】阴虚肝郁郁证案

患者冯某某，女，63岁，家庭主妇，佛山禅城人，因"头麻、头部灼热感半年多"就诊。患者半年多前开始反复发作头麻，曾在当地医院治疗，但症状反复。外院头颅CT未见异常。平素体健，否认高血压、糖尿病等病史。

2013年12月24日初诊：患者头麻，头部有灼热感、紧箍感，心情不好，心慌，双眼疲劳，口干苦，无汗出恶风，睡眠一般，大便正常。体格检查：体温36.5℃，脉搏80次/分，呼吸

18次/分，血压140/80mmHg，神志清，对答合理，表情忧虑，查体合作，心肺听诊无特殊。腹平软，无压痛及反跳痛，肋下肝脾未触及，肠鸣音存。专科检查：脑神经无异常，四肢肌张力、肌力正常，双侧针刺觉对称，双侧腱反射正常，双侧霍夫曼征（-），双侧掌颏反射（-）。望其精神好，急躁多言，面色青，舌红，苔少白，闻其语声响亮，诊其脉弦数。

中医诊断：郁证（阴虚肝郁）。

西医诊断：自主神经功能紊乱。

治法：养血疏肝。

处方：丹栀逍遥散加减。玉竹20g，白芍15g，枸杞子15g，蕤仁15g，牡丹皮10g，柴胡15g，枳实15g，茯神30g，炙甘草10g，桂枝15g，磁石（先煎）20g，远志15g。以水400mL煎取200mL，早、晚分服，共7剂，每日1剂。

2014年1月1日二诊：患者服药后头麻稍减，仍有头部紧箍感，心情不好，心慌，健忘，双眼疲劳，口干苦，睡眠一般，大便正常。舌红，苔少白，脉弦数。治宜疏肝解郁，滋阴清热。

处方：丹栀逍遥散合青蒿鳖甲汤加减。牡丹皮10g，柴胡10g，炙甘草5g，远志5g，益智仁20g，大枣10g，青蒿30g，鳖甲（先煎）20g，山萸肉20g，栀子10g，地骨皮30g。以水400mL煎取200mL，早、晚分服，共14剂，每日1剂。

2014年1月16日三诊：服上方后，患者头麻及头部灼热感明显好转，睡眠可，无双眼疲劳感，有少许心慌，二便调，口干苦，舌红，苔少白，脉弦数。病情好转，治疗继续予疏肝解郁，滋阴清热。上方去栀子，加炒酸枣仁20g，以水400mL煎取200mL，分早、晚2次空腹服，共7剂，每日1剂。

【按】七情不舒，遂成郁结，既郁已久，变证多端。患者情志不舒，肝气郁结，郁久化火，灼伤肝肾之阴，虚火上炎，清窍不利，故见头麻、头部灼热感；郁气不舒，故心情不好，心慌；肝阴不足，眼窍失养，故双眼疲劳；舌红，苔少白，脉弦数是阴虚肝郁之象。木郁达之，故本案以滋阴疏肝为法，方用丹栀逍遥散合青蒿鳖甲汤加减而获效。

（靖诗慧）

第六章　狂　　病

第一节　概　　述

　　狂病，指精神错乱，神志失常，临床多表现为精神亢奋，有妄想幻觉，狂躁不安，登高弃衣，詈骂毁物，动而多怒等，不同年龄和性别均可发病，但青壮年为多，可有家族史，有类于西医学中的精神分裂症、躁狂抑郁症、更年期抑郁症、周期性精神病等精神疾病。

　　狂病病名最早见于《黄帝内经》，《灵枢·癫狂》曰："狂始发，少卧不饥，自高贤也，自辩智也，自尊贵也，善骂詈，日夜不休，治之取手阳明、太阳、太阴、舌下、少阴。视之盛者，皆取之，不盛，释之也。"《素问·至真要大论》云："诸躁狂越，皆属于火。"《素问·阳明脉解》说："病甚则弃衣而走，登高而歌，或至不食数日，逾垣上屋。"对狂病的症状、病因病机及治疗有了较为系统的描述。明代张景岳在《景岳全书·杂证谟》中又提出狂病多因于火，治当以清火为主，方用抽薪饮、黄连解毒汤、三补丸等。总之，七情内伤、饮食不节和先天遗传是本病的主要致病因素。

　　本病病位在心、脑，累及肝、胆、脾，久则伤肾。气郁痰火、阴阳失调、形神失控是其病机所在。情志过激，引动肝火，冲心犯脑，神失主宰，或突遭惊恐，触动心火，上扰清明，或饮食不节，过食肥甘厚味之品，痰浊凝聚，蒙蔽心窍，神明无主，或先天在母腹中受惊，神机紊乱，或禀赋不足，家族遗传，出生后突受刺激则阴阳失调，神失所主，皆可引发本病。本病初起多以实证为主，如痰火扰心、瘀血阻窍等，日久多见本虚标实，如火盛伤阴耗气，心肾不交。治疗当以镇心祛痰、清肝泻火，或滋阴降火、安神定志为主。

第二节 医案举隅

【医案】肝气郁结狂病案

患者何某，女，46岁，农民，佛山人。因"情绪不稳定10余年，伴头晕半年"就诊。患者10余年前开始出现情绪不稳，动则易怒，狂躁不安，伴有幻觉、幻听，夜寐不宁，记忆力下降，近半年来头晕反复发作，头晕时伴四肢震颤。患者有精神病病史，长期服用氯氮平、苯海索、利培酮片。否认高血压、糖尿病、脑血管疾病等病史。

2022年1月24日初诊：患者情绪不稳，多思易怒，喋喋不休，伴有幻觉、幻听，头晕，呈间歇性发作，记忆力下降，颈部疼痛，四肢震颤，无视物旋转，无耳鸣，腹胀，胃纳差，睡眠欠佳，多梦，大便秘结。舌淡暗，苔白厚腻，脉滑细。体格检查：血压115/70mmHg，脉搏75次/分，呼吸18次/分，神志清，查体合作，脑神经无异常，四肢肌张力、肌力正常，双侧腱反射对称，双侧病理征未引出。头颅MRI未见异常。

中医诊断：狂病（肝气郁结）。

西医诊断：精神分裂症。

治法：疏肝解郁，镇心祛痰。

处方：柴胡12g，黄芩12g，姜半夏10g，大黄6g，枳实15g，白芍15g，沉香5g，天麻15g，龙骨（先煎）30g，牡蛎（先煎）30g，大枣15g，茯苓30g。共7剂，水煎服，每日1剂。

2022年1月30日二诊：患者情绪较前稳定，幻觉、幻听减少，头晕、肢体震颤明显减轻，无视物旋转，无耳鸣，睡眠好转，多梦，大便秘结。舌淡暗，苔薄白，脉滑细。证属肝气郁结，治宜疏肝解郁，镇心祛痰。上方去茯苓，共7剂。

2022年2月6日三诊：患者情绪稳定，幻觉、幻听减少，仍有轻微头晕，肢体震颤明显减轻，无视物旋转，无耳鸣，胃纳、睡眠好转，大便调。舌淡暗，苔薄白，脉滑细。证属肝气郁结，治宜疏肝解郁，化痰祛风。上方加钩藤30g，共7剂。

【按】患者素体肝郁，久郁生火，上冲心脑，神明失于主宰，故见多思易怒，幻觉、幻听、头晕；肝失条达，枢机不利，故见烦躁，情绪不稳，喋喋不休；情志不遂，肝郁化火，扰动心神，心神不安则见不寐，记忆力下降；肝风内动，故见头晕时伴四肢震颤；木旺乘土，肝郁犯脾，故见腹胀，胃纳差，大便秘结；舌淡暗，苔白厚腻，脉滑细为肝气郁结、脾虚夹湿之象。元代朱丹溪在《丹溪心法·癫狂》中指出："治当镇心神，开痰结。"医者选用的柴胡加龙骨牡蛎汤，出自张仲景《伤寒论》第107条，主要用于治疗伤寒往来寒热、胸胁苦满、烦躁惊狂不安、时有谵语、身重难以转侧之症。方中柴胡和解枢机；枳实、沉香调气健脾，和胃降逆，理气消胀；龙骨、牡蛎重镇安神，以治烦躁惊狂；天麻化痰祛风；大黄泻里热，和胃气；茯苓安心神且通利小便；大枣益气养营，扶正祛邪。诸药共奏疏肝解郁、理气化痰、畅达气血、调整阴阳之功。

（谭东宇　梁艳桂）

第七章 痉 病

第一节 概 述

痉病，又称"痉"，是以项背强直、四肢抽搐，甚至口噤、角弓反张为主证的疾病。西医学中的流行性脑膜炎、流行性乙型脑炎、癫痫、小儿抽动秽语综合征以及各种原因引起的高热、惊厥等病均可按本病辨证论治。

痉病病名出自《灵枢·经筋》，《金匮要略·痉湿暍病脉证治》曰："病者身热足寒，颈项强急，恶寒，时头热，面赤目赤，独头动摇，卒口噤，背反张者，痉病也。"《金匮要略心典》云："盖病有太阳风寒不解，重感寒湿而成痉者，亦有亡血竭气，损伤阴阳，而病变成痉者。……阴阳既衰，筋脉失其濡养，而强直不柔矣。此痉病标本虚实之异，不可不辨也。"指出痉病有虚实之分，其发病与感受风、寒、湿、热等外邪及久病过劳相关，病位在筋脉，脏腑失调、外邪入络、热盛津伤、痰瘀壅滞、阴血亏虚等导致气血运行不利，久病损伤津液，气血亏虚，筋脉失于濡养，故而发病。本病发病急剧，病情变化快，可伴发于高热、昏迷等疾病过程中。

本病在治疗上应分清缓急。急则治其标，舒筋解痉；缓则治其本，养血滋阴，扶正益损。外感发痉多属实证，内伤发痉多为虚证。实证以祛邪为主，可兼扶正；虚证以益气养血为主，兼予息风。但同时须谨记，切勿滥用潜镇息风之品。如失治、误治，病情进一步发展可出现阴阳气血衰败，肝脾心神俱损之重症。

第二节　医案举隅

【医案】风热犯表痉病案

患者周某某，男，9岁，学生，佛山禅城人，因"快速不自主眨眼、耸肩2月余"就诊。患儿就诊前2个月曾患感冒，其后出现快速不自主眨眼，搐鼻，间有快速重复性耸肩、转颈，无喉鸣声，无不省人事及四肢抽搐，紧张、焦虑、疲劳、睡眠不足时加重，精神放松时减轻，入睡后可消失。家长曾带患儿到外院就诊，眼科检查无异常，脑电图、头颅CT检查未见异常，诊断为小儿抽动秽语综合征，服用氟哌啶醇片症状未见缓解。患儿出生时足月顺产，无产伤，按时接种疫苗。否认药物及食物过敏史。

2013年3月17日初诊：患儿可见快速不自主眨眼，搐鼻，间有耸肩、转颈，有少许咳嗽，无流涕，无喉鸣声，无不省人事及四肢抽搐，胃纳正常，大便稍干，小便正常。体格检查：神志清，对答合理，查体合作，咽无充血，双扁桃体Ⅰ度肿大，表面未见脓点，心肺听诊无特殊。腹平软，无压痛及反跳痛，肋下肝脾未触及，肠鸣音存。舌边尖红，苔薄白，脉浮细。专科检查：神经系统检查无阳性体征。脑电图正常。头颅CT检查未见异常。

中医诊断：痉病（风热犯表）。

西医诊断：小儿抽动秽语综合征。

治法：疏风解表，柔筋息风。

处方：天麻15g，钩藤15g，白蒺藜15g，象牙丝（羚羊角代）15g，麦冬15g，甘草3g，蝉花10g，山药15g，茯苓15g，辛夷10g，薄荷（后下）5g。以水300mL煎取100mL，早、晚分服，共5剂，每日1剂。

嘱忌煎炸燥热之品及可乐、咖啡等饮料。在对因对证治疗的同时，与患儿家长充分解释病情，嘱其放松心情，合理安排患儿日常的作息时间和活动内容，避免过度紧张和疲劳。

2013年3月22日二诊：患儿服药后不自主眨眼明显减少，仍有搐鼻，无耸肩、转颈，无喉鸣声，间有咳嗽，无流涕，胃纳正常，大便质软成形，小便正常。舌尖红，苔薄白，脉浮细。风热之邪势已缓，但仍血不濡筋，肺窍不利。证属风热犯表，治宜疏风解表通窍，养血柔筋息风。上方去山药、茯苓，加生地黄15g、苍耳子10g，共7剂。

2013年3月29日三诊：患儿服上方后已无不自主眨眼，搐鼻明显减少，无咳嗽，大便质软成形，胃纳一般，小便调，舌红，苔薄白稍干，脉浮细。证属风热犯表，治宜疏风解表通窍，养血柔筋息风。上方加山药15g，共7剂。

嘱继续忌煎炸燥热之品及可乐、咖啡等饮料。

【按】本患儿中医诊断为痉病，风热犯表型，《黄帝内经》中曰"诸热瞀瘛，皆属于火"，又云"风客淫气精乃亡，邪伤肝也"。小儿脏腑稚嫩，阴血未充，阳常有余，不耐寒热，复因外感风热邪，引动肝风，肝风内扰，故见不自主眨眼；外邪壅滞经络，脉络失其精血津液的濡养，筋脉绌急，故见快速重复性耸肩、转颈等不自主运动；鼻乃肺之窍，风邪郁肺，肺窍不利，故咳嗽、搐鼻；邪伤津液，故大便干；舌边尖红，苔薄白，脉浮细为风热犯表之象。本案以疏风解表通窍、养血柔筋息风为法，方用天麻钩藤汤（出自《小儿卫生总微论方》）加减而愈。方中天麻、钩藤、白蒺藜平肝息风；麦冬养阴，清泻肝热；象牙丝（羚羊角代）清热止痉；山药、茯苓补益脾胃，扶助正气；蝉花疏散风热，利咽，明朝李时珍《本草纲目》载"蝉花可治疗惊痫，夜啼心悸，功同蝉蜕"。诸药合用，共奏息风止痉、解表祛风、开窍醒神、养血柔筋之效，对控制风热犯表型痉病的发作能起到较好作用。

（王锡振　龚利芬　黎碧莹）

第八章 颤 证

第一节 概 述

颤证又称振掉、颤振、震颤，是以头部或肢体摇动、颤抖，不能自制为主要临床表现的一种病证。轻者仅有头摇或手足微颤，重者头部震摇大动，肢体颤动不止，四肢拘急，甚至有痉挛扭转样动作，生活无法自理。本病以中老年患者多见。西医的某些锥体外系疾病所致的不随意运动如震颤性麻痹、帕金森病、肝豆状核变性、舞蹈症及甲状腺功能亢进等均属于本病范畴，可参照本章辨证论治。

《黄帝内经》对本病已有认识，《素问·至真要大论》曰："诸风掉眩，皆属于肝。""掉"即为震颤的意思。《素问·五常政大论》又有"其病摇动""掉眩巅疾""掉振鼓栗"等描述，指出本病以肢体摇动为主要症状，属风象，与肝、肾有关。本病病位在筋脉，多由肝肾阴亏，气血不足，筋脉失养，虚风内动导致，或风火夹痰，互阻络道而成。临床当分标本虚实。肝肾不足、气血虚弱者为虚，风火夹痰者为实。虚实相兼为病者，多以肝肾阴亏、气血不足为病之本，风痰为病之标。

本病为难治之病证，部分患者呈逐年加重倾向，治疗时在西医规范化治疗原发性疾病的基础上，中医以益肾调肝、补气养血、清化痰热，兼以息风等为治疗大法，对于本虚标实、虚实夹杂者，宜标本兼治，灵活变通，辨证而治。

第二节 医案举隅

【医案】肝肾亏虚颤证案

患者徐某某，女，73岁，农民，广东佛山人，因"行动迟缓4年余，全身不自主抖动2个月"就诊。患者于4年多前无明显诱因逐渐出现行动迟缓、笨拙，面部表情减少，走路时小步前冲，呈"慌张步态"，双手静止性震颤，呈"搓丸样"动作，下颌、嘴唇及舌头等偶有震颤。一直在当地西医院治疗，诊断为帕金森病，予美多芭口服，每次0.125mg，每天3次。2个月前出现口、下颌、舌头、颈肩部、四肢、躯干不自主活动，调整抗震颤麻痹西药症状无改善。

2014年4月10日初诊：患者行动迟缓，双手静止性震颤，口、下颌、舌头、颈肩部、四肢、躯干不自主活动，胃纳一般，睡眠正常，无口干苦，无头痛头晕，大便干结，小便正常。体格检查：血压105/53mmHg，神志清，形体偏瘦，表情呆板，面色苍白，双肺呼吸音清，未闻及干、湿啰音，心率92次/分，律整，未闻及病理性杂音，腹平软，全腹无压痛及反跳痛，肋下肝脾未触及，肠鸣音正常，双下肢无浮肿，舌红，苔少有津。专科检查：语声低怯，脑神经无异常，四肢肌张力增高，肌力5级，动作缓慢，双侧针刺觉对称，双侧腱反射对称减弱，双侧巴宾斯基征（－），双侧霍夫曼征（－）。

中医诊断：颤证（肝肾亏虚）。

西医诊断：帕金森病。

治法：滋补肝肾，镇潜息风。

处方：二甲复脉汤加减。桑椹30g，白芍30g，天麻15g，全蝎5g，象牙丝（羚羊角代）20g，菊花20g，麦冬15g，牡蛎30g，醋鳖甲20g，钩藤20g，生地黄20g，砂仁（后下）5g。以水400mL煎取200mL，早、晚分服，共3剂，每日1剂。

2014年4月14日二诊：患者服药后口、下颌、舌头、颈肩部、四肢、躯干不自主活动明显减少，行动仍迟缓，双手静止性震颤，头昏，眼花，胃纳一般，睡眠正常，大便质软成形，小便正常，舌红，苔少有津，脉沉细。证属肝肾亏虚，治宜滋补肝肾，镇潜息风，稍佐养肝明目之品。上方去菊花，加枸杞子15克、蕤仁20克，共7剂。

2014年4月21日三诊：患者口、下颌、舌头、颈肩部、四肢、躯干不自主活动基本消失，仍行动迟缓，双手静止性震颤，无头晕，胃纳一般，睡眠正常，大便质软成形，小便正常，舌红，苔少有津，脉沉细。证属肝肾亏虚，治宜滋补肝肾，镇潜息风，养肝明目。继续服上方，共7剂。另予金匮肾气丸，早、晚各1次，每次6g。

【按】本案患者为帕金森病患者，长期服用抗震颤药物，加上年老体弱，以本虚为主，五脏之气渐衰，肾精衰少，化生不足，髓海失充，筋脉失荣，虚风内动，肢体失控，故见肢体震颤，动作缓慢；肝肾亏虚，虚风内动，故见口、下颌、舌头、颈肩部、四肢、躯干不自主活动；肝肾耗损，阴津不足，肠道失润，故大便干结；舌红，苔少有津，脉沉细是肝肾亏虚之象。本虚为致病之根，虚在肝、肾、脾三脏，风属致病之标，久病之后出现口、下颌、舌头、颈肩部、四肢、躯干不自主活动，表明虚风内动症状逐步加重。治疗上以滋补肝肾、镇潜息风为主，中药用二甲复脉汤加减。方中桑椹甘寒清补，善滋补肝肾，养阴生津补血；白芍、麦冬、生地黄、菊花滋养阴液；牡蛎、醋鳖甲等介类潜阳；天麻、象牙丝（羚羊角代）、钩藤平肝息风；砂仁滋养胃气。诸药合用，有育阴潜阳、滋补肝肾、镇潜息风之功。对于肝肾亏虚，阴虚不能潜阳，肝风内动之颤证者效果理想，后期调理加用枸杞子、薤仁及金匮肾气丸以加强养肝明目之效，进一步巩固治疗效果。

（张学颖）

第九章　痹　病

第一节　概　述

痹病是以肢体筋骨、关节、肌肉等处发生疼痛、酸楚、重着、麻木，或关节屈伸不利、僵硬、肿大、变形等为主要症状的一种疾病。

痹病的发生主要是因禀赋不足、外邪入侵、饮食不节、年老久病、劳逸不当等，导致素体亏虚，卫外不固，或风寒湿热，阻滞经络，或痰热内生，痰瘀互结，或肝肾不足，筋脉失养，或精气亏损，外邪乘袭，导致经络痹阻，气血不畅。如《素问·痹论》云："所谓痹者，各以其时，重感于风寒湿之气也。"在痹病的分类上，《素问·痹论》云："其风气胜者为行痹，寒气胜者为痛痹，湿气胜者为着痹也。"即可根据风、寒、湿的偏胜分为行痹、痛痹、着痹，也可根据病变部位、发病时间的不同而分为皮痹、脉痹、肉痹、筋痹、骨痹。后世医家对痹病的认识不断深入，明代张介宾的《景岳全书·风痹》概括了痹病的寒热阴阳属性，李中梓的《医宗必读·痹》提倡行痹参以补血，痛痹参以补火，着痹参以补脾补气，并具体阐明了"治风先治血，血行风自灭"的治则；清代叶天士认为痹病日久不愈则会"久病入络"，主张用活血化瘀法，重用虫类药物以活血通络。

痹病的主要病机，概而论之有风、寒、湿、热、痰、瘀、虚七端。它们在一定条件下可相互影响，相互转化，引起经络痹阻，气血运行不畅，从而导致痹病的发生。痹病病位在经脉，可累及肢体、关节、肌肉、筋骨，日久则耗伤气血，损伤肝肾，累及脏腑，出现脏腑痹。

西医学中的痛风、风湿性关节炎、类风湿性关节炎、强直性脊柱炎、骨性关节炎、腰椎间盘突出、周围神经病均属于本病范畴，可参照本章辨证论治。

第二节 医案举隅

【医案1】脾肾虚寒湿阻痹病案

患者张某某，女，74岁，农民，广东佛山人。患者于1年多前开始出现双下肢麻痹，逐渐加重，西医诊断为"坐骨神经痛、腰椎间盘突出"，予抗炎止痛等对证治疗后症状无明显好转。肌电图：右侧胫神经重度损害，腓总神经部分损害，考虑根性损害。腰椎CT：腰4/5小关节硬化，腰4椎体退行性前滑脱（1度），腰4/5椎管变窄；腰4/5髓核向后下方脱出，腰5/骶1椎间盘突出，腰4/5水平黄韧带增厚；腰2/3、腰3/4椎间盘轻度膨出；腰椎退行性改变，骨质疏松。既往有高血压病史。

2014年6月19日初诊：患者双下肢麻痹，伴有双下肢乏力，行走困难，间歇性跛行，连续走路约1km后要休息，无腰痛，胃纳正常，睡眠一般，二便调。体格检查：神志清，查体合作。脑神经检查无异常，四肢肌张力正常，四肢肌力5级，共济运动无异常，双踝关节以下针刺觉减退，病理征未引出，直腿抬高试验（－）。患者形体适中，面色萎黄，表情痛苦，语声低怯，舌质淡胖有齿印，苔白，脉弦细。

中医诊断：痹病（脾肾虚寒湿阻）。

西医诊断：坐骨神经痛；腰椎间盘突出。

治法：益气温阳，化湿通络。

处方：当归四逆汤合四妙汤加减。黄芪30g，大枣15g，桂枝15g，川木通10g，细辛3g，炙甘草10g，当归15g，淫羊藿20g，薏苡仁20g，怀牛膝20g，杜仲15g，生地黄30g。以水400mL煎取200mL，早、晚分服，共3剂，每日1剂。

2014年6月22日二诊：患者服药后双下肢麻痹减轻，仍有间歇性跛行，连续走路约1km后要休息，无腰痛，胃纳正常，睡眠一般，二便调。舌质淡胖，苔白，脉弦细。辨证、治法同前，守上方，共7剂。

2014年6月29日三诊：患者双下肢麻痹、乏力明显减轻，行走较前好转，间歇性跛行如前，胃纳正常，睡眠可，口微干，二便调。舌质淡胖，苔白，脉弦细。证属肾精亏虚，风湿痹阻，治宜补肾益精，益气温阳，化湿通络。上方去当归、薏苡仁，加鹿角胶（烊化）6g，鸡血藤30g，共7剂。

2014年7月6日四诊：患者双下肢麻痹、乏力较前好转，间歇性跛行有改善，能行走约1.5km，胃纳正常，睡眠可，口微干，二便调。舌质淡胖，苔白，脉弦细。守上方，服7剂。另加服中成药六味地黄丸、补中益气丸，早、晚各1次，徐徐图之。

【按】痹病是由于风寒湿热等外邪侵袭人体，闭阻经络，气血运行不畅所致，正气不足为发病的内在因素，感受风寒湿邪是致病的外因。患者双下肢麻痹伴乏力，中医可参考痹病辨证论治。患者年老体衰，脾肾受损，水液运化及气化失常，停聚为痰湿，湿邪下注，阻滞经络，气血不畅，故见双下肢麻痹伴乏力；舌质淡胖，苔白，脉弦细是脾肾两虚之象；痰湿阻滞，气血内虚，不能达经，亦可致脉弦细。四诊合参，可辨为风湿痹阻。治疗以益气温阳、化湿通络为法，方用当归四逆汤合四妙汤加减。

《景岳全书·芳草部》记载："当归……其味甘而重，故专能补血；其气轻而辛，故又能行血。补中有动，行中有补，诚血中之气药，亦血中之圣药也。"故用当归为君，以补血；以桂枝、细辛之辛散寒温气为佐；以大枣、炙甘草之甘益其中、补其不足而为使；以川木通通行其脉道。当归四逆汤实为桂枝汤加减变化而来，取桂枝汤调和营卫、调和阴阳之意，再加黄芪，与桂枝相伍实卫益气；去生姜加当归、细辛意在走里，更在温通；加淫羊藿、怀牛膝、杜仲引药下行，补肾强腰膝；加生地黄以滋肾阴，育阴潜阳；薏苡仁健脾化湿。10剂后患者症状好转，双下肢麻痹、乏力明显减轻，行走较前好转。但患者肾精亏虚，恐草木之力不足，故在补养气血的基础上加入血肉有情之品鹿角胶，以生精补髓、养血助阳、强壮筋骨。《黄帝内经》曰："善补阳者，必于阴中求阳，则阳得阴助，而生化无穷。"故配生地黄、补中益气丸、六味地黄丸，使阳气化生有物质基础。再服14剂后，患者症状明显好转。

【医案2】营卫气血不足痹病案

患者谭某某，女，36岁，文员，佛山禅城人。患者3个多月前开始出现双下肢麻痹，伴乏力感，双小腿抽筋，曾在门诊治疗，诊断为周围神经病，服用甲钴胺、筋络舒丸等药，症状无好转。肌电图：双侧踝以下腓总神经、胫神经轻度至部分损害。平素月经量小，否认糖尿病、高血压、恶性肿瘤等病史。

2022年7月19日初诊：患者双下肢麻痹，伴有乏力感，双手无麻痹，伴双小腿抽筋，无腰痛，饮食正常，二便通调，舌淡红，苔白薄，脉沉细。专科检查：神志清，对答合理，查体合作，脑神经无异常，四肢肌张力、肌力正常，双足针刺觉减退，双侧腱反射对称，双侧巴宾斯基征（－）。

中医诊断：痹病（营卫不足，气血痹阻）。

西医诊断：周围神经病。

治法：益气和荣，祛风通络，养血柔筋。

处方：黄芪桂枝五物汤加减。黄芪30g，桂枝15g，生姜10g，白芍15g，大枣30g，当归10g，川牛膝15g，红花5g，独活15g，桑寄生（先煎）15g，海桐皮20g。以水400mL煎取200mL，早、晚分服，共7剂，每日1剂。

2022年7月28日二诊：患者服药后双下肢麻痹好转，仍有乏力感，双小腿抽筋，二便正常，舌淡红，苔白薄，脉沉细。辨证、治法同前，守上方，加杜仲20g、苍术10g。

2022年8月4日三诊：患者双下肢麻木继续好转，乏力感减轻，仍有双小腿抽筋，无口干苦，二便通畅，舌淡红，苔白薄，脉沉细。辨证、治法同前，守上方，去苍术，白芍加量至30g，加赤芍30g、生甘草12g，以奏养血活血柔筋之功。

2022年9月6日四诊：患者双下肢麻木明显好转，双小腿抽筋已消失，仍有乏力感，胃纳正常，二便通畅，舌淡红，苔白薄，脉沉细。辨证、治法同前。

处方：黄芪45g，桂枝15g，生姜10g，大枣30g，当归10g，川牛膝15g，红花5g，独活15g，杜仲30g，海桐皮20g，白芍30g，赤芍30g，生甘草12g。以水400mL煎取200mL，早、晚分服，共7剂，每日1剂。

【按】《黄帝内经》曰："风寒湿三气杂至，合而为痹也。……其不痛不仁者，病久入深，荣卫之行涩，经络时疏，故不通，皮肤不营，故为不仁。"该患者禀赋不强，营卫之气弱，营弱则皮肤筋脉失养，故见下肢麻痹及小腿抽筋；卫气不足，则不能运行于肢体，故为不用，而见乏力；舌淡，苔白薄，脉沉细是营卫气血不足之象；平素月经量小为气血亏虚所致。故本案治以益气和荣、祛风通络、养血柔筋，方用黄芪桂枝五物汤加减而获良效。

《金匮要略·血痹虚劳病脉证并治》曰："血痹阴阳俱微，寸口关上微，尺中小紧，外证身体不仁，如风痹状，黄芪桂枝五物汤主之。"黄芪桂枝五物汤主治阴阳俱微之营卫气血不足的血痹，症见肌肤麻木不仁如风痹状，受邪甚者，可伴酸痛，脉寸口关上微，尺中小紧。治当益气和荣，温阳行痹。方中用桂枝伍黄芪实卫益气走表；白芍"除血痹"，伍桂枝流通郁滞之营阴；重用生姜伍大枣可振奋中焦化源，伍黄芪可增强其走表之力；加川牛膝、独活、桑寄生以引药下行，补肝肾，强筋骨；加当归、红花养血活血；加海桐皮祛风湿、通经络。服用7剂后患者症状好转，但仍有乏力感，故加杜仲。杜仲为治疗肝肾不足、筋脉失养、腰膝酸痛、筋骨痿软的要药，可补肝益肾，肾充则骨强，肝充则筋健，故有强筋壮骨之功。《神农本草经》言杜仲"主腰脊痛，补中益精气，坚筋骨，强志，除阴下痒湿，小便余沥。久服，轻身耐老"。

三诊时患者服用上方7剂后乏力感减轻，但是仍有小腿抽筋，治以养血柔筋，加入赤芍、生甘草，白芍加至30g，取芍药甘草汤之意。《伤寒论·辨太阳病脉证并治》曰："厥愈，更作芍药甘草汤与之，其脚即伸……"意为如伤阴较甚，阴虚血少，筋脉失养，宜用养血和阴之芍药甘草汤治疗。方中白芍酸寒，养血和阴以柔筋；甘草甘平，缓急生津以和阳。酸甘合用，养血舒筋，筋脉得以濡养，故其脚胫当可伸展自如。四诊时患者服用上方7剂后双小腿抽筋已消失，仍感乏力，故黄芪用量加至45g，杜仲用量加至30g，以补气血益精气。

【医案3】消渴痹病案

患者陆某某，男，57岁，工人，佛山高明人。患者2年多前开始出现双足趾麻痹，伴腰部酸痛，无肢体乏力，曾在当地医院治疗，诊断为糖尿病性周围神经病变，服用依帕司他、甲钴胺、B族维生素等药，症状无好转，且逐渐加重。有糖尿病病史5年余，长期服用二甲双胍、阿卡波糖等，空腹血糖8.0mmol/L左右，否认高血压、恶性肿瘤等病史。

2020年5月14日初诊：患者神志清，精神好，面色萎黄，双足趾麻痹，为持续性，无肢体乏力，腰酸痛，饮食正常，无多尿、多饮，舌暗红，苔白，脉沉细。专科检查：对答合理，查体合作，脑神经无异常，四肢肌张力、肌力正常，双足针刺觉减退，双侧腱反射对称，双侧巴宾斯基征（－）。

中医诊断：痹病（气血痹阻）。

西医诊断：糖尿病性周围神经病变。

治法：补气和荣，活血通痹。

处方：黄芪桂枝五物汤加减。黄芪30g，桂枝12g，生姜15g，白芍12g，积雪草15g，绞股蓝20g，当归尾10g，川牛膝15g，红花5g，独活12g，陈皮5g，姜黄15g。颗粒剂，分早、晚2次开水冲服，共7剂，每日1剂。

2022年5月26日二诊：患者服药后双足趾麻痹如前，觉口干，无多饮，二便通畅，舌暗红，苔白，脉沉细。辨证、治法同前。上方去独活，加黄柏10g、川木通12g，共14剂。

2022年7月2日三诊：患者双足趾麻痹较前减轻，仍有腰酸痛，觉口干，无多饮，二便通畅，舌暗红，苔白，脉沉细。辨证、治法同前。上方去黄柏、川木通，加天花粉15g、海桐皮15g。

2022年7月4日四诊：患者双足趾麻痹明显减轻，无腰酸痛，服中药后有口干，无多饮，二便通畅，舌暗红，苔白，脉沉细。辨证、治法同前。上方加麦冬15g。

2022年7月14日五诊：患者双足趾麻痹明显减轻，无腰酸痛，服中药后有口干，无多饮，二便通畅，舌暗红，苔白，脉沉细。辨证、治法同前。上方去麦冬，加黄柏5g，共14剂。

2022年9月8日六诊：患者双足趾有轻度麻痹感，口微苦，无口干，无多饮，二便通畅，舌暗红，苔白，脉沉细。辨证、治法同前。上方加独活12g，共14剂。

【按】《医宗金鉴》谓："三痹之因风寒湿，五痹筋骨脉肌皮。"患者消渴日久，耗损荣卫气血，皮肤肌肉失其濡养，故足趾麻木；腰为肾之府，消渴病久及肾，肾气亦虚，腰失所主，故腰酸痛；舌暗红，苔白，脉沉细是荣卫不足，兼夹瘀阻之象。故本案以补气和荣、活血通痹为法，以黄芪桂枝五物汤加减治疗而获良效。患者消渴日久，自觉口干，说明肾阴已亏，方中黄芪性温，恐温燥伤阴，故在后期调整中加天花粉、黄柏、麦冬以清热益阴。《神农本草经》谓天花粉"主消渴"，《丹溪心法·卷三·消渴》说："天花粉，消渴神药也。"全方共奏补气和荣、益阴活血通痹之功。

【医案4】膝痛案

患者陈某某，女，70岁，退休工人，佛山禅城人。患者于1个多月前入冬后无明显诱因出现双膝关节疼痛，走路时明显，局部无红肿灼热，曾在当地诊所治疗，症状无好转。既往有脑梗死、高脂血症、糖耐量异常病史。

2013年1月17日初诊：患者双膝关节疼痛，伴双足冷感，怕冻，背寒，无发热头痛，胃纳较差，睡眠不好，口淡，大便溏。神志清，对答合理，精神疲倦，查体合作，心肺听诊无特殊，双膝关节压痛，无红肿灼热。患者表情忧虑，面色略暗，语声低，双膝关节不温，舌质淡胖，苔白滑，脉沉细。MRI：双膝关节退行性改变，关节软骨慢性损伤、缺损，以髌骨间室明显；双膝关节内侧半月板径向移位，退变并损伤；双膝关节少量积液。

中医诊断：痹病（脾肾阳虚，寒湿阻滞，经络不通）。

西医诊断：膝关节炎。

治法：温补脾肾，散寒止痛。

处方：麻黄细辛附子汤加减。制麻黄10g，制附子（先煎）10g，细辛3g，鹿角霜20g，狗脊20g，炙甘草10g，白术30g，茯神15g，黄芪15g，锁阳20g，砂仁（后下）10g，生地黄30g。以水400mL煎取200mL，早、晚分服，共7剂，每日1剂。

另予温针双足三里、双肾俞、双三阴交，灸关元、气海。

2013年1月24日二诊：患者双膝关节痛减轻，仍有背寒，睡眠不好，多梦，双小腿抽筋，口微干，胃纳可，大便正常，小便调。舌质淡胖，苔白稍干，脉沉细。证属脾肾阳虚，寒湿阻滞，治宜温补肾阳，健脾养血。

处方：麻黄细辛附子汤加减。制附子10g，鹿角霜20g，生地黄30g，炙甘草10g，白术30g，白芍15g，黄芪15g，火麻仁30g，砂仁（后下）10g，知母15g，当归10g，龙眼肉20g。以水400mL煎取200mL，早、晚分服，共7剂，每日1剂。针灸同前。

2013年1月31日三诊：患者双膝关节痛明显好转，走路较前好，背寒舒缓，双足冷感减轻，双膝酸软，无口干，胃纳可，大便稍烂，舌质淡胖，苔白，脉沉细。守上方，去滑泄之火麻仁，黄芪加至30g，加五加皮20g，共7剂。针灸同前。

2013年2月7日四诊：患者双膝关节痛基本消失，无背寒、足冷，无口干苦，舌淡胖，苔白薄，脉沉细。守上方善后。

【按】《素问·痹论》曰："风寒湿三气杂至，合而为痹也……痛者，寒气多也，有寒故痛也……其寒者，阳气少，阴气多，与病相益，故寒也。"《素问·六元正纪大论》曰："五运气行主岁之纪，其有常数乎？"六气主司天，五运主在泉，左右间气纪步，以说明一年中各个阶段的自然现象、人体发病情况以及应对方法。又曰："凡此定期之纪，胜复正化，皆有常数，不可不察。故知其要者，一言而终，不知其要，流散无穷。"《元亨疗马集》云："壬辰壬戌之岁，太阳寒水司天，太阴在泉，水土合德，寒湿气交，上应辰星，马牛肝气不足，多生寒湿冷拖之症。"天人相应，马牛如此，人亦如此。患者年老体弱，下元火衰，适逢壬辰之岁，太阳寒水司天，太阴湿土在泉，立冬后太阴湿土主事，寒湿之气盛，寒凝血滞，不通则痛，故见背寒，双膝关节疼痛；脾胃虚寒，运化传导失司，故胃纳欠佳，便溏；舌质淡胖，苔白滑，脉沉细乃有阳虚内寒之象。寒者宜热之，故治以温补肾阳，健脾益精，散寒止痛，方用麻黄细辛附子汤加减而愈。

《伤寒杂病论》曰："少阴病，始得之，反发热，脉沉者，麻黄细辛附子汤主之。"此方主太少两感，表里兼治。尤在泾《伤寒贯珠集》云："附子、细辛专温少阴之经，麻黄兼发太阳之表，乃少阴经温经散寒，表里兼治之法也。"方中麻黄辛温发汗，解太阳之表以散寒；制附子辛热，温心肾之阳，祛寒气，以治少阴之里；细辛辛温，佐麻黄发汗解表而散外邪，佐附子温心肾阳气而散里寒。三药相须为用，既温少阴之经，又发太阳之表，由里达外，扶正祛邪。鹿角霜、锁阳、狗脊补肝肾，强腰膝。《本草纲目》云狗脊能"强肝肾，健骨，治风虚"。脾胃虚寒，运化传导失司，胃不好、便溏，加白术、黄芪、甘草、砂仁健脾益气止泻。双小腿抽筋，加白芍柔筋。同时，温针双足三里、双肾俞、双三阴交，灸关元、气海可益气健脾，滋养肝肾，补肾填精。治疗后患者膝关节痛明显好转，走路较前好，背寒舒缓，双足冷感减轻。后加大黄芪的用量，加用五加皮以舒筋活络，祛瘀止痛，活血祛风，患者药后症状基本消失。

【医案5】腕管综合征案

患者董某某，女，27岁，制衣工人，四川人。患者于2年多前开始出现双手麻痹，外院西医诊断为"颈椎病"。肌电图：右侧正中神经腕部部分损害，感觉纤维损害严重。

2013年10月13日初诊：患者双手麻痹，远端明显，夜间加重，影响睡眠，伴肢体乏力，胃纳正常，二便调。专科检查：神志清，查体合作，脑神经检查无异常，四肢肌张力正常，四肢肌力5级，指鼻试验准确，双侧跟-膝-胫试验准确，双侧快复轮替试验灵活，双手针刺觉减退，病理征未引出。患者形体适中，面色苍白，表情痛苦，舌质暗红，苔白。闻其语声响亮，诊其脉细。

中医诊断：痹病（气虚血瘀）。

西医诊断：腕管综合征。

治法：益气温阳，行血通络。

处方：黄芪桂枝五物汤加减。黄芪45g，白芍20g，大枣15g，生姜20g，桂枝15g，炙甘草5g，当归10g，秦艽15g，豨莶草15g，威灵仙20g。以水400mL煎取200mL，早、晚分服，共7剂，每日1剂。

2013年10月20日二诊：患者服药后双手麻痹好转，夜间能入睡，胃脘部胀满不适，无腹痛呕吐，胃纳好，二便正常，舌质暗红，苔白，脉细。守上方加砂仁（后下）10g，共7剂。

2013年10月27日三诊：患者双手麻木基本缓解，夜间无麻痹加重，睡眠可，无腹胀，胃纳正常，二便调。舌质暗红，苔白，脉细。守上方，服5剂。

【按】《素问·宣明五气》曰："久视伤血，久卧伤气，久坐伤肉，久立伤骨，久行伤筋。"患者为制衣工人，过度劳累伤筋耗气血，西医诊断为腕管综合征，中医可按照痹病论治。患者劳倦内伤，阳气受损，推动无力，阴血涩滞，血行不畅，故见肢体麻木、乏力；舌质暗红，苔白，脉细是阳气不足、瘀血阻滞之象。本案实为阳气痹阻之血痹。血痹乃阳气不足、阴血涩滞、气血不畅之故。《灵枢·邪气脏腑病形》云："阴阳形气俱不足，勿取以针，而调以甘药也。"《素问·阴阳应象大论》曰："形不足者，温之以气；精不足者，补之以味。"故本案在治疗上，宜益气温阳，行血通络，方用黄芪桂枝五物汤（《金匮要略》）加减。方中加入当归，与黄芪相配，气血双补，加入秦艽、豨莶草、威灵仙以通行瘀滞之血。二诊时患者双手麻痹好转，睡眠也有所改善，胃脘部胀满，故加砂仁以调中。砂仁气辛性温，能散能通，入脾胃两经，长于化湿行气温中，有醒脾和胃之功。大凡脾胃湿阻及气滞所致的脾胃不和、脘痞不饥、脘腹胀痛均可选用。《本草求真》中提到："缩砂……为醒脾调胃要药。……其言醒脾调胃，快气调中，则于腹痛痞胀有功。"三诊时患者双手麻木基本缓解，夜间无麻痹加重，睡眠可，无腹胀，胃纳正常，至此治疗获得良效。

【医案6】血虚寒凝痹病案

患者谭某，女，58岁，佛山禅城人，因"四肢麻痹半年余"就诊。患者于半年前出现双手麻木，服药后好转，近来出现双下肢麻木。

2021年6月17日初诊：患者四肢麻木，伴双下肢冰冷感，无腰痛，无肢体抽搐，胃纳正常，睡眠一般，二便调。舌质暗淡，苔白，脉弦细。患者于10年前因"宫颈癌"行子宫全切术，并行化疗，无放疗史。神经系统检查：神志清，查体合作。脑神经检查无异常，四肢肌张力正常，四肢肌力5级，共济运动无异常，四肢针刺觉无减退。肌电图：右侧正中神经腕部轻度损害，符合腕管综合征电生理改变；左侧足背内侧神经、足掌内侧神经轻度损害。

中医诊断：痹病（血虚寒凝）。

西医诊断：周围神经病。

治法：补血助营，温经通络。

处方：当归四逆汤加减。大枣30g，当归10g，川木通15g，白芍15g，桂枝10g，炙甘草10g，牛膝15g，红花10g，桑寄生

15g，肿节风30g，五指毛桃30g，牛大力30g。以水400mL煎取200mL，早、晚分服，共14剂，每日1剂。

2021年9月14日二诊：患者仍觉四肢麻木，伴双下肢冰冷感明显，口腔溃疡，无腰痛，无肢体抽搐，胃纳正常，睡眠一般，二便调。舌质暗淡，苔白，脉弦细。

处方：大枣30g，当归10g，川木通15g，白芍15g，桂枝10g，炙甘草10g，牛膝15g，红花10g，桑寄生15g，肿节风30g，牛大力30g，胡黄连5g。以水400mL煎取200mL，早、晚分服，共14剂，每日1剂。

2021年10月12日三诊：患者觉四肢麻木及双下肢冰冷感有改善，口腔溃疡消失，服药后腹泻，每日3～4次，无腰痛，无肢体抽搐，胃纳正常，睡眠一般，二便调。舌质暗淡，苔白，脉弦细。守上方去胡黄连，加地龙15g、木香10g，共28剂。

2021年12月23日四诊：患者觉四肢麻木减轻，双下肢冰冷感明显好转，舌上溃疡，口微干，药后腹泻，每日3～4次，无腰痛，无肢体抽搐，胃纳正常，睡眠一般，二便调。舌尖红，苔白，脉弦细。治宜补血助营，温经通络，清心火。守上方去木香，加莲子心5g，共28剂。

【按】患者症状为四肢麻木，伴双下肢冰冷感。结合舌脉，四诊合参，辨为血虚寒凝证，治宜补血助营，温经通络。《伤寒论》曰："手足厥寒，脉细欲绝者，当归四逆汤主之。"当归四逆汤为温经养血通脉的代表方剂，是桂枝汤去生姜，倍大枣，加当归、细辛、通草而成。患者以当归四逆汤去细辛、通草，加川木通、牛膝、红花、桑寄生、肿节风、五指毛桃、牛大力治疗。方中当归苦辛甘温，为温补肝血之要药，桂枝温通经脉，白芍养血和营，大枣、炙甘草、五指毛桃、牛大力补脾气，桑寄生、川木通、牛膝补肝肾、强筋骨、止痹痛。诸药合用，共成温补通脉之剂。二诊时患者出现口腔溃疡，为相火上尤，君火旺，故加胡黄连以清其热。四诊时患者有腹泻、舌上溃疡，故去行气之木香，加莲子心清心火，继服28剂后患者症状改善。

【医案7】甲状腺功能减退并周围神经病案

患者郑某某，女，50岁，干部，广东佛山人。患者于半年前无明显诱因出现双下肢麻痹，入冬后双下肢麻痹加重，入夜尤甚，影响睡眠。曾在外院治疗，服用中药无好转（具体不详）。

2013年12月26日初诊：患者双下肢麻痹，伴有疼痛，入夜加重，怕冷，无肢体乏力，胃纳正常，二便调，舌质暗淡，苔白，脉沉细。体格检查：神志清，查体合作。脑神经检查无异常，四肢肌张力正常，四肢肌力5级，指鼻试验准确，双侧跟-膝-胫试验准确，双侧快复轮替试验灵活，双下肢针刺觉减退，双侧腱反射对称，双侧病理征未引出。患者形体适中，面色苍白，语声低怯，手足不温。肌电图：双侧腓总神经、胫神经末梢段轻度损害。既往有甲状腺功能减退病史。

中医诊断：痹病（血虚寒凝）。

西医诊断：甲状腺功能减退；周围神经病。

治法：益气养血，温阳散寒。

处方：当归四逆汤加减。黄芪45g，当归15g，大枣15g，川木通10g，炙甘草5g，桂枝15g，豨莶草15g，秦艽15g，淫羊藿20g，肉苁蓉15g。以水400mL煎取200mL，早、晚分服，共7剂，每日1剂。

2014年1月2日二诊：患者服药后双下肢麻痹如前，入夜尤甚，伴疼痛，口淡，舌质暗淡，苔白，脉沉细。

处方：黄芪45g，当归20g，制川乌（先煎）3g，制附子（先煎）10g，桂枝15g，炙甘草5g，干姜30g，淫羊藿20g，益智仁20g，砂仁（后下）10g，白术20g，威灵仙15g。以水400mL煎取200mL，早、晚分服，共3剂，每日1剂。

2014年1月9日三诊：患者双下肢麻痹好转，夜间疼痛减轻，口淡，二便调，舌质暗淡，苔白，脉沉细。守上方，服7剂。

2014年1月16日四诊：患者双下肢麻痹继续好转，夜间无疼痛，口淡，咽微干，无口苦，胃纳可，二便正常，舌质暗淡，苔白，脉沉细。

处方：黄芪45g，当归10g，制附子（先煎）3g，桂枝10g，炙甘草5g，干姜10g，淫羊藿20g，怀牛膝20g，砂仁（后下）10g，黄柏10g，威灵仙15g。以水400mL煎取200mL，早、晚分服，共7剂，每日1剂。

【按】正气不足为痹病发病的内在因素，感受风寒湿邪是痹病发病的外因。久病伤正，阴血不足，感受寒邪，寒邪凝滞，气血运行不畅，肢体失于温养，故见肢体麻痹；寒凝血瘀，不通则痛，故见疼痛；寒为阴邪，入夜阴盛，寒得阴助，故症状加重、怕冷；舌质暗淡，苔白，脉沉细是血虚阴寒凝滞之象。故本例患者治以益气养血，温阳散寒，方用当归四逆汤加减而获效。在治疗的后期应注意顾护阴津，如患者出现咽干、口干渴等伤津表现，可适当增加养阴的药物。

【医案8】血痹案

患者张某，女，52岁，于2016年10月开始出现左手麻痹，当时肌电图示左侧正中神经腕部部分损害，符合腕管综合征电生理改变，予补气活血中药等治疗后症状好转。1个多月前，患者因家里建房子过于劳累，致左手麻木，比之前加重，曾在骨科门诊治疗，内服维生素B$_1$、追风透骨丸及祛风通络中药，外敷天柏金黄散等，症状无好转。

2021年10月26日初诊：患者左手麻木，睡眠不好，早醒，无口干苦，二便正常，舌暗红，苔白腻，脉沉无力。既往体健，否认高血压、糖尿病病史。否认外伤史。49岁绝经。专科情况：双手肌肉无萎缩，左拇指外展力约4级，屈腕试验、蒂内尔征（＋）。肌电图：左侧正中神经腕部重度损害。

中医诊断：痹病（气血痹阻）。

西医诊断：腕管综合征。

治法：益气活血通痹。

处方：黄芪桂枝五物汤加减。黄芪30g，桂枝15g，白芍15g，大枣15g，肿节风30g，威灵仙15g，姜黄15g，葛根30g，龙齿30g，炒酸枣仁30g，麦冬15g，丹参20g。头煎以水400mL煎取100mL，二煎以水200mL煎取100mL，两煎混合，早、晚分服，共7剂，每日1剂。

2021年11月4日二诊：患者手麻无好转，睡眠改善，舌暗红，苔白腻，脉沉无力。辨证、治法同前。守上方去炒酸枣仁、丹参，加地龙15g、当归10g，共7剂。

2021年11月11日三诊：患者手麻略有改善，睡眠好，舌脉同前。守上方去麦冬，加白术15g，共15剂。

2021年12月9日四诊：患者手麻明显改善，睡眠正常，胃纳好，舌脉同前。复查肌电图，与初诊时的肌电图结果比较有好转。守上方，服15剂。

【按】《医宗金鉴》曰："三痹之因风寒湿，五痹筋骨脉肌皮，风胜行痹寒痹痛，湿胜着痹重难支，皮麻肌木脉色变，筋挛骨重遇邪时，复感于邪入脏腑，周同脉痹不相移。"本病邪在皮毛、肌肉、腠理，故治宜行营卫气血，予黄芪桂枝五物汤加减。患者先是出现睡眠的改善，说明营卫气血逐渐调和，但仍手麻，故加地龙、当归，取其散之意。患者药后手麻好转，睡眠改善，说明相火已降，故去麦冬，加白术以和中。

（张学颖）

第十章 痿 证

第一节 概 述

痿证是指肢体筋脉弛缓，软弱无力，不能随意运动，或伴有肌肉萎缩的一种病证。临床以下肢痿弱较为常见，亦称"痿躄"。

痿证形成的原因颇为复杂，主要为感受温毒、湿热之邪，或饮食毒物所伤，或久病房劳、跌仆瘀阻等，引起五脏受损，精津不足，气血亏耗，进而肌肉筋脉失养，发为痿证。《素问·痿论》对痿证作了较为详细的论述，提出"五脏使人痿"之说，将痿证分为痿躄、脉痿、筋痿、肉痿、骨痿等5种，认为本病均缘于热，而又以肺热叶焦为其主因。后世医家在此基础上有所发挥，《景岳全书·痿证》指出，痿证实际上并非尽是阴虚火旺，"元气败伤，则精虚不能灌溉，血虚不能营养者，亦不少矣。若概从火论，则恐真阳亏败，及土衰水涸者，有不能堪，故当酌寒热之浅深，审虚实之缓急，以施治疗，庶得治痿之全矣"。

感受温毒、湿热浸淫、饮食毒物所伤、久病房劳、跌仆瘀阻等可在一定条件下相互影响、相互转化，引起五脏受损，精津不足，气血亏耗，肌肉筋脉失养而引发痿证。肺热叶焦，精津失其输布，久则五脏失濡而致痿；热邪内盛，肾水下亏，水不制火，则火灼肺金，又可加重肺热津伤；脾虚不运与湿热蕴积也可互为因果；湿热亦能下注于肾，伤及肾阴；温热毒邪，灼伤阴津，或湿热久稽，化热伤津，易致阴津耗损；脾胃虚弱，运化无力，又可致津停成痰，痹阻经脉，发为本病。临床上，上述病机之间常互相影响，或兼见，或同病。

痿证多见于西医学中多发性神经根炎、运动神经元疾病、脊髓病变、重症肌无力、周期性瘫痪、多发性肌炎和皮肌炎、肌营养不良、吉兰–巴雷综合征、脱髓鞘疾病、脊髓空洞症等疾病。

第二节 医案举隅

【医案1】治痿独取阳明案

患者郑某，女，44岁，工人，佛山南海人。患者2个多月前因疲劳开始出现右眼睑下垂，曾在外院治疗，新斯的明试验（＋），诊断为重症肌无力，予溴吡斯的明治疗，服药后症状减轻，停药后症状加重，肌电图：右眼轮匝肌低频、高频重复电刺激（＋）。胸部CT可见右肺中叶纤维增殖灶。现寻求中药配合治疗。

2014年7月20日初诊：患者右眼睑下垂，无视物重影，困倦乏力，胃纳可，便溏，舌淡红，苔白腻，脉滑细。体格检查：神志清，对答合理，表情自然，查体合作，心肺听诊无特殊。腹平软，无压痛及反跳痛，肋下肝脾未触及，肠鸣音存。双下肢无浮肿。神经系统检查：右眼睑下垂，疲劳试验（＋）。

中医诊断：痿证（气虚湿阻）。

西医诊断：重症肌无力。

治法：补气健脾，化湿通络。

处方：四君子汤加减。党参30g，白术15g，炙甘草5g，当归10g，土茯苓40g，制陈皮3g，忍冬藤30g，枸杞子10g，薏仁15g。以水400mL煎取200mL，早、晚分服，共7剂，每日1剂。

2014年7月27日二诊： 患者服药后右眼睑下垂好转，困倦乏力减轻，无复视，大便正常，舌淡红，苔白腻，脉滑细。守上方，共60剂。

2014年9月29日三诊： 患者右眼睑下垂明显减轻，无困倦乏力，口干苦，二便正常，舌淡红，苔白腻，脉滑细。上方加菊花10g，共30剂。

【按】结合患者症状、体征及外院检查结果，"重症肌无力"诊断基本明确。重症肌无力是一种神经肌肉接头传递功能障碍的获得性自身免疫病。主要病理改变为神经肌肉接头处突触后膜上的乙酰胆碱受体数目减少。主要临床表现为骨骼肌极易疲劳，活动后症状加重，休息和应用胆碱酯酶抑制剂治疗后症状明显减轻。中医无重症肌无力病名，其在中医学中属"痿证""虚劳"等病证范畴。单纯眼睑下垂，中医学称为"上胞下垂"，又称"睢目""侵风""目睑下垂""睑废"等。

本案患者上胞下垂，困倦乏力，中医辨病为"睑废"。目为五官之一，"五脏六腑之精气，皆上注于目"，十二经脉亦均与眼部密切关联。眼病虽为局部疾患，但多由内脏病变而引起，内服药应重于整体考虑。大体说来，本病可分为先天性与后天性两大类：先天性者，往往因发育不全而形成，常发于双眼；后天性者，多由于脾弱气虚，脉络失和等所致，常发于一目。本病例属脾虚湿阻，脉络不通。脾主四肢、肌肉，脾之运化正常，营养供应充足，则四肢活动有力，肌肉丰满结实。如脾运失司，营养吸收发生障碍，则会出现四肢软弱无力，肌肉消瘦或痿弛。《黄帝内经》曰："脾气虚则四肢不用。"劳倦过度，脾胃受损，运化失健，生化之源，则肢体肌肉失养。本案以六经辨证应属太阴证。太阴者，土也。在脏为脾，在气为湿。寒邪侵入太阴与湿相搏，于是寒湿阻滞经络，精微物质不得上承，眼睑失养，以致上胞肿垂，无力开合，故见眼睑下垂，困倦乏力；湿邪下注，故便溏；舌淡红，苔白腻，脉滑细是脾虚湿阻之象。"治痿独取阳明"，即痿证宜补阳明之气，祛太阴之湿，故本案以补气健脾、化湿通络为法，方用四君子汤加减。方中改茯苓为土茯苓，《本草纲目》谓其"健脾胃，强筋骨，去风湿，利关节，止泄泻"。方中加忍冬藤30g以除湿通络，《本草纲目》中提到"忍冬，治一切风湿气"。诸药合用，故而获效。

【医案2】臂丛神经损伤案

患者马某，女，42岁，河南人。患者于5天前无明显诱因出现左上肢麻木、乏力，近端重于远端，当时无疼痛，曾在外院予激素治疗，症状无改善，遂来就诊。

2013年2月3日初诊：患者精神如常，自觉左上肢麻木、乏力，近端重于远端，左下肢无麻木乏力，口淡，胃纳尚可，大便稍烂，小便正常，无头晕头痛，无恶寒发热，面色㿠白，舌淡红，舌质正常，苔白腻，脉弦滑细。专科检查：神志清，查体合作，双下肢轻度凹陷性水肿。肌电图：左侧臂丛神经上干失用，未排除根性（颈5、颈6）损害可能。MRI：双侧臂丛神经磁共振扫描未见明显异常。

中医诊断：痿证（脾虚湿困）。

西医诊断：左侧臂丛神经损伤。

治法：益气健脾，化湿通络。

处方：参苓白术散加减。山药30g，炒白扁豆30g，桔梗10g，砂仁（后下）10g，炙甘草5g，麦芽30g，茯苓30g，党参30g，白术15g。以水400mL煎取200mL，分早、晚空腹服，共4剂，每日1剂。

另予电针左侧合谷、外关、曲池、手三里、手五里、巨骨、肩髃、臂臑，每日1次。

2013年2月7日二诊：患者服药后觉左上肢近端乏力略有改善，双下肢浮肿消退，胃纳正常，二便通畅，舌淡红，苔薄白，脉滑。湿邪消退，但脉络仍未通。守上方加制地龙15g，共3剂。针穴同前。

2013年2月10日三诊：患者服药后觉左上肢乏力较前稍好转，但有轻微头晕，无头痛呕吐，胃纳正常，睡眠尚可，二便调，面色苍白，舌淡红，苔薄白，脉细。证属气血不足，治宜益气养血通络。

处方：八珍汤加味。川芎10g，当归10g，白芍20g，熟地黄30g，炙甘草10g，茯苓30g，党参30g，白术15g，制地龙10g。以水400mL煎取200mL，分早、晚空腹服，共7剂，每日1剂。针穴同前。

2013年2月17日四诊：患者服药后觉左上肢乏力继续好转，无头晕头痛，面色较前润泽，胃纳正常，睡眠好，二便调。舌淡红，苔薄白，脉细。体格检查：左上肢远端肌力约4+级，近端肌力约3-级。辨证、治法同前。守上方，共10剂。针穴同前。

2013年2月27日五诊：患者神志清，精神可，左上肢乏力好转，左上肢近端肌力约3+级。仍有腰酸，无腰痛，无头晕头痛，二便正常。舌淡红，苔薄白，脉弦细。辨证、治法同前。上方加鹿角胶（烊化）10g、黄芪50g、知母15g、牛膝30g，共14剂。针穴同前。

1个月后随访：患者精神好转，左上肢肌力明显好转，但容易疲劳。体格检查：左上肢近端肌力4+级，远端肌力5级。生活能自理。

【按】本案痿证（臂丛神经损伤）乃湿困脾胃，脾不散精，筋脉失养所致。《黄帝内经》曰："饮入于胃，游溢精气，上输于脾，脾气散精，上归于肺，通调水道，下输膀胱，水精四布，五经并行。合于四时，五脏阴阳，揆度以为常也。"脾气散精，则水液输布正常；湿邪困脾，则运化失常。患者劳倦伤正，脾胃受损，运化失司，聚生湿邪，湿邪流注，经脉瘀滞，气血不行，故见肢体不仁，痿弱无力；水湿下注，故见双下肢轻度凹陷性水肿；舌淡红，舌质正常，苔白腻，脉弦滑细乃脾虚夹湿之故。《黄帝内经》曰："因于湿，首如裹，湿热不攘，大筋緛短，小筋弛长，緛短为拘，弛长为痿。"意为感受湿邪，始则全身肢体关节沉重酸麻，如被物所裹，湿热不消除，大小诸筋，收缩而短，松弛而长。治痿独取阳明，本案在治疗上补阳明之气，祛阳明之湿，疏利机关，益气健脾，化湿通络，方用参苓白术散加减，配合针刺手足阳明经穴而获效。

二诊时患者肢体乏力改善，双下肢浮肿消退，但脉络仍未通，故加制地龙以通经络。三诊时患者左上肢乏力较前稍好转，但有轻微头晕，此为气血不足之象，筋失所养，故治以益气养血，佐以通络，方药用八珍汤加味。五诊时患者肢体乏力好转，无头晕头痛，考虑患者久病及肾，肾阳亦虚，故以补精益气、通络为治则，方用八珍汤加减，在加黄芪50g补养气血的基础上加上血肉有情之品鹿角胶以生精补髓、养血助阳，用知母、牛膝引药下行，滋肝肾之阴。1个月后患者精神好转，生活能自理。

（哈筱君）

第十一章 面 瘫

第一节 概 述

面瘫发病急，多在晨起醒后发现，临床主要表现为一侧的口眼㖞斜，口角流涎，面部或双侧面部板滞、麻木、歪向健侧，不能蹙额、皱眉、吹气、鼓腮，眼睑不能闭合，迎风流泪，说话漏气，言语不清，患处畏寒等。祖国医学自古就有此病的记载，如《灵枢·经筋》中有"足之阳明……筋急则口目为僻"，《金匮要略》亦提到"络脉空虚，贼邪不泻"可致"㖞僻"，均指本病而言。

古代称本病为"口僻""风口㖞""吊线风""口眼㖞斜"等，多因劳作过度，机体正气不足，脉络空虚，卫外不固，风寒之邪乘虚入中面部经络，邪滞阳明、少阳，致气血痹阻，经筋功能失调，筋肉失于约束，纵缓不收而发病。

西医学称本病为面神经炎或贝尔麻痹，是指茎乳孔内面神经非特异性炎症引起的一种急性发作的单侧面颊筋肉迟缓性疾病，发病时间不超过72小时，多见于15～45岁人群。

第二节 医 案 举 隅

【医案】神经鞘瘤术后面瘫案

患者李某某，女，49岁，家庭主妇，广东佛山人，因"口角歪斜、声嘶1周"就诊。患者于3个月前无明显诱因出现右耳耳鸣、听力下降，在外院住院治疗，做头颅MRI示右侧颈静脉孔区及桥小脑角区神经鞘瘤，于2012年12月13日行肿瘤切除术，术后出现口歪、声嘶，在外院治疗效果不好而来求治于中医。

2012年12月20日初诊：患者口角歪斜，声嘶，间有呛咳，进食后呕吐，发热，体温38.0℃，无头晕头痛，精神可，纳眠差，小便调，大便1周未解。专科检查：神志清，查体合作。无失语，对答切题、流利。双眼球向上、下、左、右方向运动充分；无复视，双眼向左、右注视见眼球震颤；双瞳孔等圆等大，直径2.5mm，直接、间接对光反射存在，双侧面部痛觉、触觉检查正常，右侧鼻唇沟变浅，右侧皱额、皱眉、闭目无力，右侧贝尔征（+），露齿时口角向左偏歪，右侧鼓腮、吹哨动作完成欠佳；构音欠清，有鼻音，饮水有呛咳；悬雍垂左偏，咽反射减弱；伸舌居中，双侧肢体肌张力正常；双侧上下肢肌力5级。双侧肱二头肌反射（+），双侧膝反射（+），双侧罗索利莫征（-），双侧霍夫曼征（-），双侧掌颏反射（-），双侧巴宾斯基征（-）。颈软无抵抗，布鲁津斯基征（-），双侧克尼格征（-）。

面神经肌电图示右侧面神经部分损伤。考虑为右侧颈静脉孔区及脑桥小脑角区神经鞘瘤手术损伤，致口角歪斜，右眼睑闭合不全，吞咽困难，呕吐，发热，进食呛咳等。

尿常规、大便常规无异常。血生化示低磷（0.80mmol/L）、

低钾（3.20mmol/L）。血常规：白细胞12.91×10⁹/L，红细胞
3.39×10¹²/L，血小板373×10⁹/L，红细胞压积29.6%，血红蛋
白103g/L，中性粒细胞8.40×10⁹/L，淋巴细胞3.38×10⁹/L，单
核细胞0.76×10⁹/L，嗜酸性粒细胞0.08×10⁹/L，嗜碱性粒细胞
0.07×10⁹/L。彩超：肝脏、胆道系统、脾脏、胰腺未见异常声
像，胃、肠未见异常声像，腹腔未见液体或包块声像，子宫及双
附件区未见异常声像，节育器位置正常，双肾、输尿管、膀胱未
见异常声像。胸部X线片：左上肺少许纤维灶（陈旧结核）。心
电图正常。

望患者神志清，精神倦怠，口角歪斜，右眼闭合不全，面色
灰暗，舌暗红，苔微黄厚腻；询其进食则呕，呕吐痰涎，大便秘
结，腹无所苦，小便正常；诊其脉弦细。腹软无触痛。

中医诊断：面瘫（痰瘀互结）。

西医诊断：面神经损伤。

治法：活血化瘀，化痰通络。

处方：二陈汤加减。丹参15g，桃仁10g，制地龙10g，郁金
10g，胆南星6g，瓜蒌10g，姜半夏6g，石菖蒲10g，党参15g，白
术10g，茯苓15g，柴胡5g。以水400mL煎取200mL，分2次服，
共6剂，每日1剂。

另电针双侧合谷、列缺，患侧迎香、地仓、颊车、攒竹、鱼
腰、太阳等，每天1次。

2012年12月27日二诊：患者服药后呕吐不止，呕出物为稀
白痰涎，进食则呕，仍有发热，下午3时左右发热，早上热退，
大便量少，无腹胀痛，口淡，舌暗红，苔微黄厚腻，脉弦细。
《伤寒论》曰："呕而发热，小柴胡汤主之。"证属少阳枢机不
利，治宜和解少阳。

处方：小柴胡汤加减。生姜10g，大枣10g，党参15g，炙甘
草5g，姜半夏9g，黄芩10g，柴胡10g。以水400mL煎取300mL，

去滓再煎取200mL，分2次服，共2剂，每日1剂。电针加双侧内关。

2012年12月29日三诊：患者服上药1剂后呕吐次数减少，纳呆，仍有发热，大便量少，无腹胀痛，口淡，舌暗红，苔微黄厚腻，脉弦细。药已显效，效不更方。继续和解少阳，佐以降逆和胃。

处方：小柴胡汤加减。柴胡30g，黄芩5g，姜半夏9g，生姜30g，广藿香15g，豆蔻10g，炙甘草10g，大枣30g，党参15g。以水400mL煎取300mL，去滓再煎取200mL，分2次服，共3剂，每日1剂。电针同前。

2013年1月1日四诊：患者精神较前好转，右眼睑闭合有改善，口角歪斜如前，进食有呛咳，进食后易呕吐，次数较前减少，已无发热，无头晕头痛，眠可，进食少，小便调，大便2天未解。舌暗红，苔白厚，脉弦细。患者少阳枢机已开，胃气未复。治宜和解少阳，佐以化湿和胃，上方去广藿香、豆蔻，加佩兰15g，苍术10g，共7剂。电针同前。

2013年1月8日五诊：患者口角歪斜明显改善，间有咳嗽，吞咽有好转，声嘶减轻，有少许头晕，非旋转性，无头痛，无呕吐，进食较前增多，小便调，大便可。舌红，苔白稍腻，脉弦细。

专科检查：右侧鼻唇沟稍变浅，右侧皱额、皱眉、闭目可，右侧贝尔征（－），露齿时口角向左偏歪，右侧鼓腮、吹哨动作完成欠佳；悬雍垂左偏，咽反射减弱；伸舌居中，双侧肢体肌张力正常；双侧上下肢肌力5级。双侧罗索利莫征（－），双侧霍夫曼征（－），双侧掌颏反射（－），双侧巴宾斯基征（－）。

证属术后正气未复，兼有瘀血阻络。治宜扶正祛邪，以益气扶正、健脾化痰、祛瘀通络为法。

处方：四君子汤、牵正散合二陈汤加减。僵蚕10g，制白附子5g，全蝎5g，郁金10g，党参20g，白术15g，茯苓20g，黄芪

20g，姜半夏9g，石菖蒲10g，蝉蜕5g，厚朴15g，炙甘草10g。以水400mL煎取200mL，分2次服，共14剂，每日1剂。

另电针双侧合谷、列缺，患侧迎香、地仓、颊车、攒竹、鱼腰、太阳等，每天1次；予参芪十一味颗粒冲服，每次1包，每日2次。

2013年1月22日六诊：患者精神好，口角歪斜明显好转，右眼睑闭合良好，进食无呛咳，声嘶减轻，间有右耳耳鸣，无头晕头痛，无呕吐，进食较前增多，小便调，大便正常。舌红，苔白腻，脉弦细。病情好转，守上方，服7剂。电针同前。

2013年1月29日七诊：患者精神好，有轻微口角歪斜、少许声嘶，鼓气无漏气，右眼睑闭合有力，进食无呛咳，无耳鸣，无头晕头痛，无呕吐，胃纳正常，小便调，大便通畅。舌红，苔白腻，脉弦细。病情向愈。继续服用上述中药，坚持电针治疗。

1个月后随访：患者无明显口角歪斜，右眼睑闭合良好，无声嘶，胃纳、二便正常。

【按】患者手术伤及络脉，导致局部气血瘀滞，络脉不通，故见口角歪斜，右眼睑闭合不全，声嘶；瘀血在腠理，营卫不和，故发热；瘀血归肝，肝失疏泄，脾胃运化失健，聚生痰湿，胃失和降，故呕吐痰涎；舌暗红，苔微黄厚腻，脉弦细是内有痰瘀之象。虽有大便秘结，但腹无所苦，为进食则呕吐、胃肠无物所致。宜活血以化瘀滞，疏肝、化痰以畅气机。初用活血化瘀、化痰通络法攻邪，发热、呕吐不除，致进食困难，此乃邪在少阳，枢机不利，故攻之不应，改用小柴胡汤和解少阳，和解已，再扶正祛邪，终以益气扶正、健脾化痰、祛瘀通络而收功。

本病为手术损伤致外邪留连少阳之经脉，局部气血瘀滞，络脉不通而发，故以和解少阳、活血化瘀、通络为法而获良效。

（朱海 杨柏 刘亚丽）

第十二章 面 痛

第一节 概 述

面痛是以额、面颊、口唇等部位出现放射性、抽掣性疼痛或胀痛为主证的疾病，其疼痛程度与三叉神经痛相似。本病以50～70岁女性多见，多发于一侧，亦有两侧俱病者。其疼痛以针刺痛、烧灼痛、电击痛、刀割样痛、阵发性剧痛为特点。初起每次疼痛时间较短，发作间隔时间较长，久则发作逐渐频繁，疼痛程度加重，病情顽固，自愈者极少，严重影响患者的工作和生活质量。

《证治准绳·杂病》记载："面痛皆属火，盖诸阳之会，皆在于面，而火阳类也……暴痛多实，久痛多虚……颊车、发际皆痛，不开口言语，饮食皆妨，在额与颊上常如糊，手触之则痛；此足阳明经受风毒，传入经络，血凝滞而不行，故有此证。"其所描述的症状与西医学中三叉神经痛的临床表现基本一致。本病或因思虑过度，劳伤心脾，内伤七情，肝气郁结，郁而化火生风，郁火灼阴，阴虚火旺、阴虚阳亢化风，风火上扰阳明经，气血郁逆而致面痛；或因久病脾虚，运化水湿失常，聚湿为痰，痰阻经络，久病又多瘀，瘀血内阻，络脉不通，不通则痛；或因久病及肾，又或因房事过度，肾阴虚不能上滋肝木引起肝肾阴虚，虚火上炎于面部致痛。

中医经络理论认为，面部主要归手、足三阳经所主，内外因素使面部手、足阳明经及手、足太阳经的气血阻滞，经脉不通，不通则痛，发为本病。

第二节　医案举隅

【医案1】三叉神经痛案

患者李某某，女，50岁，农民工，重庆北碚人。因"右侧面颊部疼痛1年"就诊。患者1年前无明显诱因出现右面颊部阵发性疼痛，呈电击样痛，无面麻、耳聋、耳鸣，曾在当地三甲医院就诊，头颅MRI未见异常，诊断为"三叉神经痛"，予卡马西平、苯妥英钠等对症治疗，症状缓解不明显，现来求治于中医。

2015年2月10日初诊：患者右侧面颊部疼痛，呈阵发性电击样痛，刷牙、洗面可触发，无面麻、耳聋，口微干，大便干结，舌红，苔黄干，脉细。体格检查：体温36.8℃，脉搏70次/分，呼吸18次/分，血压130/80mmHg，神志清，对答合理，表情痛苦，查体合作，双扁桃体无肿大，心肺听诊无特殊。腹平软，无压痛及反跳痛，肋下肝脾未触及，肠鸣音存。双下肢无浮肿。望其神志清，精神好，面色略红，闻其语声低怯。

中医诊断：面风痛（阴虚火旺）。

西医诊断：三叉神经痛。

治法：滋肾阴，清胃火。

处方：玉女煎加减。石膏（先煎）30g，熟地黄30g，麦冬15g，知母10g，醋鳖甲（先煎）20g，肿节风15g，徐长卿15g，赤芍15g，两面针15g，三七3g，牛膝15g。以水400mL煎取200mL，早、晚分服，共5剂，每日1剂。

2015年2月15日二诊：患者服药后右面部疼痛好转，口微干，无口苦，大便质软，舌红，苔黄稍干，脉细。病情改善，药已对证，治疗守前法，滋肾水清胃热，守上方，再进7剂。

2015年2月22日三诊：患者右面部疼痛基本消失，仍余右面部酸胀感，口微干，无口苦，大便质软，舌红，苔白稍干，脉细。治疗上同前法以收尾。

处方：石膏（先煎）30g，熟地黄30g，麦冬15g，知母10g，全蝎5g，毛冬青30g，赤芍15g，三七3g，牛膝15g，两面针15g。以水400mL煎取200mL，早、晚分服，再进7剂，每日1剂。

【按】面痛有外感、内伤之别，初起多因风邪、风火，病久则多兼痰、兼虚、兼瘀。本案久病伤正，肾阴不足，不能濡润于胃，胃阴亏虚，阴不制阳，致虚火上炎，故见面部阵发性疼痛而语声低怯；胃阴不足，肠道失润，故口干、大便干结；舌红，苔黄干，脉细为肾阴不足、胃火上炎之象。本案以滋肾水、泻胃火为法，方用玉女煎加减而获效。

【医案2】三叉神经痛伽玛刀术后案

患者吴某某，女，68岁，农民工，广东韶关人，因"左侧面颊部疼痛1年多，加重1个月"就诊。患者1年多前无明显诱因出现阵发性左面颊部疼痛，呈电击样痛，无面麻，曾在当地治疗，诊断为"三叉神经痛"，予卡马西平治疗无好转，于1个月前行伽玛刀治疗，术后左面部疼痛加重，进食困难。

2014年7月30日初诊：患者左侧面颊部疼痛，呈阵发性电击样痛，进食、洗面可触发，进食困难，口干，无多饮，二便正常，舌暗红，苔少白，脉弦。体格检查：体温36.0℃，脉搏75次/分，呼吸18次/分，血压110/75mmHg，神志清，对答合理，表情痛苦，查体合作，双侧面部针刺觉对称，双扁桃体无肿大，心肺听诊无特殊。腹平软，无压痛及反跳痛，肋下肝脾未触及，肠鸣音存。双下肢无浮肿。望其精神好,面色略红,闻其语声低怯。

中医诊断:面风痛(阴虚瘀血阻络)。

西医诊断:三叉神经痛伽玛刀术后。

治法:滋阴活血,通络止痛。

处方:青蒿鳖甲汤加减。鳖甲(先煎)30g,生地黄30g,玄参15g,栀子10g,牡丹皮10g,赤芍20g,全蝎5g,蜈蚣3条,蜂房10g,砂仁(后下)5g。以水400mL煎取200mL,早、晚分服,共3剂,每日1剂。

2014年8月1日二诊:患者服药后左面部疼痛好转,口微干,无口苦,大便通畅,舌暗红,苔少白,脉弦。病情改善,药已对证,辨证、治法同前。

处方:鳖甲(先煎)30g,生地黄30g,玄参20g,黄柏10g,知母10g,牡丹皮10g,赤芍20g,全蝎3g,蜈蚣2条,蜂房10g,肿节风20g,徐长卿15g,砂仁(后下)5g。以水400mL煎取200mL,早、晚分服,共7剂,每日1剂。

2014年8月8日三诊:患者左面部疼痛明显好转,口微干,无口苦,二便通畅,舌暗红,苔少白,脉弦。治疗守前法。

【按】面痛病久则血行迟涩,血瘀络痹而成顽痹,如《临证指南医案》所云:"初为气结在经,久则血伤入络。"本案久病损及肝肾之阴,兼瘀血阻滞,经脉不通,不通则痛,故见面部阵发性疼痛;阴虚津液不能上润,故口干;舌暗红,苔少白,脉弦为阴虚血瘀之象。治疗以滋阴活血、通络止痛为法,方用青蒿鳖甲汤加减而获效。

(江晨)

第十三章 胃脘胁痛

第一节 概 述

胃痛，又称胃脘痛，是指以上腹胃脘部近心窝处疼痛为主证的病证。胁痛，是指一侧或两侧胁肋部位的疼痛。两者可并称"胃脘胁痛"。

本病内因多为饮食伤胃，情志不畅，素体脾虚；外因多为外邪犯胃，包括寒、热、湿诸邪。本病的病机可归结为"不通则痛"和"不荣则痛"。一方面，各种原因如外感寒邪、饮食失节、情志恼怒、湿热或瘀血内阻等引起胃气失和，不通则痛；另一方面，素体亏虚，气血津液不足，胃失所养，不荣则痛。本病的病位主要在胃，与肝、脾相关，可涉及胆、肾。

现代医学中急性胃炎、慢性胃炎、胃溃疡、十二指肠溃疡、功能性消化不良、胃黏膜脱垂等以上腹部疼痛为主要症状者，均属于本病范畴。

第二节 医案举隅

【医案1】脾虚气滞胁痛案

患者钟某某，女，67岁，农民，广西南宁人，因"脘胁胀痛30多年"就诊。患者于30多年前无明显诱因出现脘胁部胀满痛，当时无咳嗽气促，无背痛及束带感，无潮热盗汗，曾在当地多家三甲西医院治疗，胸部X线片提示肺结核，经治疗后（具体不详），症状无好转，长期觉双侧脘胁部胀满不适，现转求中医治疗。

2013年5月27日初诊：患者脘胁部胀满痛，有牵拉感，伴间歇性胸胁两侧出汗及手心出汗，无颧红、潮热，无咳嗽、气促、胸痛，睡眠一般，胃纳可，二便正常。体格检查：神志清，形体消瘦，面色㿠白，双肺呼吸音清，未闻及干、湿啰音，心率75次/分，律整，未闻及病理性杂音，腹平软，无压痛及反跳痛，肋下肝脾未触及，肠鸣音正常，双下肢无浮肿。舌质暗淡，苔薄，脉细弦。

中医诊断：胁痛（脾虚气滞）。

西医诊断：肺结核（陈旧性）。

治法：理气健脾，清肝柔肝。

处方：六君子汤合四逆散加减。陈皮9g，法半夏12g，党参15g，白术12g，甘草6g，茯苓15g，合欢花9g，素馨花9g，柴胡9g，白芍20g，郁金15g，丹参15g。共7剂，水煎服，每日1剂，早、晚分服。

2013年6月3日二诊：患者服药后症状明显好转，胃纳一般，大便质软成形，小便正常，舌质淡红，苔薄，脉略弦。证属脾虚气滞，治宜健脾消滞、清肝柔肝，上方加麦芽20g，共7剂，水煎服，每日1剂，早、晚分服。

2013年6月13日三诊：患者服药后症状日渐缓解，胸胁部出汗已消失，早上起床后觉腰痛，睡眠好，仍有手心出汗，无足心出汗，无心悸心烦，无潮热，胃纳正常，二便调，舌脉同上。辨证、治法同前，上方加赤芍15g，共7剂，水煎服，每日1剂，早、晚分服。

【按】结合患者症状、体征以及外院影像学检查结果，胁痛的诊断基本明确。患者平素脾气不好，致肝气郁结。因肝属木，木克土，木强则乘土，故胃失和降。肝气久郁不舒，伤及脾胃导致脾胃虚弱。肝、胆经皆循行至胁肋，肝胆二经气郁生热、迫津外泄，故患者间歇性胸胁两侧出汗及手心出汗；肝郁气滞，兼久病伤正，脾胃虚弱，脾土受伐，气机升降失常，故见脘胁胀痛；面色㿠白，舌质淡暗，苔薄，脉弦细均为肝郁气滞、脾胃虚弱之征象。治宜动静结合，补泄兼用。以益气健脾、疏肝理气为法，方用六君子汤合四逆散加减。

六君子汤出自《医学正传》，可补脾健胃，理气化痰，缓解患者脾胃虚弱之证。四逆散出自东汉张仲景的《伤寒杂病论》："少阴病，四逆，其人或咳，或悸，或小便不利，或腹中痛，或泄利下重者，四逆散主之。"主治阳郁厥逆证，现代临床常用其治疗慢性肝炎、胆囊炎、胆石症、胆道蛔虫症、肋间神经痛、胃溃疡、胃炎等属肝胆气郁、肝胃不和者。方中加素馨花以解心气郁痛，止下痢腹痛。素馨花，性平味苦，归肝经，可以治疗肝炎、肝硬化等肝区病变。患者经初诊治疗后症状好转，守上方加麦芽以加强疏肝健脾之效，继加赤芍行血，药对其证，故症状较前明显改善。

【医案2】阴虚胃痛案

患者黄某某，女，60岁，农民，广西南宁人，因"反复发作胃脘部疼痛8年多，加重1个月"就诊。患者于8年多前无明显诱因出现胃脘部疼痛，呈辣痛、胀痛，与进餐无关，时有嗳气，偶有泛酸，在外院做胃镜提示慢性糜烂性胃窦炎、食管囊肿可能性大。经西医制酸止痛治疗（具体不详），症状反复。近1个月来上述症状加重，现求治于中医。

2013年6月4日初诊：患者胃脘部辣痛，辣多于痛，有灼热感，嗳气，泛酸，口微干，渴后泛酸明显，胃纳正常，睡眠一般，大便秘结，数日一行，小便正常。舌质红，苔少，脉细弦。体格检查：神志清，形体消瘦，面色稍暗，双肺呼吸音清，未闻及干、湿啰音，心率85次/分，律整，未闻及病理性杂音，腹平软，剑突下轻压痛，腹软，无压痛及反跳痛，肋下肝脾未触及，肠鸣音正常，双下肢无浮肿。

中医诊断：胃脘痛（胃阴虚）。

西医诊断：慢性糜烂性胃窦炎。

治法：养胃阴、清胃热。

处方：太子参石斛玉竹汤合金铃子散加减。太子参12g，石斛15g，玉竹15g，芦根20g，蒲公英20g，川楝子9g，延胡索12g，海螵蛸（先煎）15g，乌药15g，甘草6g，葛根20g，莱菔子20g。以水400mL煎取200mL，早、晚分服，共7剂，每日1剂。

2013年6月11日二诊：患者服药后诸证好转，胃纳正常，大便稍硬，小便正常，舌脉同上。证属胃阴虚，治法同前，守上方，再进7剂。

2013年6月17日三诊：患者服药后胃脘辣痛好转，辣多于痛，嗳气，渴后泛酸，胃纳正常，大便好转，每日一行，口微干，无多饮，小便调，舌质红，苔薄黄，脉细略数。证属胃阴虚，治宜养胃阴、清胃热、疏肝和胃。上方去莱菔子，加素馨花10g，共7剂。

【按】结合患者症状、体征以及外院胃镜检查结果，胃脘痛的诊断基本明确。《黄帝内经》中有言："木郁之发，民病胃脘当心而痛，上肢两胁痛，膈噎不通，食饮不下。"中医认为肝为刚脏，喜条达而主疏泄。患者忧思恼怒，气郁伤肝，肝木失于疏泄，横逆犯脾胃，致气机阻滞而痛；胃痛日久，化热伤阴，郁热犯胃，胃失和降，故见胃脘辣痛、嗳气、泛酸等症；阴津不足，水不行舟，故便秘；舌质红，苔少，脉细弦是胃阴虚之象。治宜"动""静"结合，"静"者即濡养胃阴，"动"者即和降泄热。

患者经养胃阴、清胃热治疗而获效，方用太子参石斛玉竹汤合金铃子散加减。其中太子参石斛玉竹汤主要用于治疗胃阴虚型胃脘疼痛。金铃子散出自《太平圣惠方》，主治肝郁化火证，心胸胁肋脘腹诸痛时发时止，口苦。《袖珍方》中记载其可治热厥心痛，或发或止，久不愈。临床常用其治疗胃及十二指肠溃疡、慢性胃炎、慢性肝炎、胆囊炎等属肝郁化火者。三诊时患者症状较前好转，加用素馨花，素馨花归肝经，《岭南采药录》中载其可解心气郁痛，止下痢腹痛。对证下药，故患者服药后症状好转。

（靖诗慧）

第十四章　胸　　痹

第一节　概　　述

胸痹是以胸部闷痛，甚则胸痛彻背、喘息不得卧为主证的疾病。轻者仅感胸闷如窒，呼吸欠畅；重者有胸痛，严重者心痛彻背，背痛彻心。真心痛是胸痹进一步发展的严重病证，其特点为剧烈而持久的胸骨后疼痛，伴心悸、喘促、肢冷、汗出、面色苍白等症状，甚至可危及生命。

胸痹的主要病机为心脉痹阻，病位在心，涉及肝、肺、脾、肾等脏。心主血脉，肺主治节，两者相互协调，气血运行自畅。心脉不畅，肺失治节，则血行瘀滞；肝失疏泄，则气郁血滞；脾失健运，则聚生痰浊，气血乏源；肾阴亏损，心血失荣，则肾阳虚衰，君火失用。凡此均可引致心脉痹阻，胸阳失旷，而发胸痹。胸痹的发生多与寒邪内侵、饮食失调、情志失节、劳倦内伤、年迈体虚等因素有关。或因寒凝、血瘀、气滞、痰浊、热蕴痹阻胸阳，阻滞心脉，或为气虚、阴伤、阳衰，肺、脾、肝、肾亏虚，心脉失养。病机既有因实致虚者，亦有因虚致实者。治疗原则一般为先治其标，后治其本，先从祛邪入手，然后再予扶正，必要时可根据标本虚实的主次兼顾同治。标实当泻，可根据病邪情况，分别予以散寒、活血、豁痰、理气、清热之法，尤重活血通脉；本虚宜补，应权衡心之阴阳气血之不足，有无兼见肺、肝、脾、肾等脏之亏虚，予以补气温阳，滋阴益肾，纠正脏腑阴阳气血之偏衰，尤重补益心气之不足。须注意辨清证候之重危顺逆，一旦发现脱证之先兆，必须尽早投用益气固脱之品。

西医学中冠状动脉粥样硬化性心脏病之心绞痛、急性心肌梗死属本病范畴，其他如心包炎、心肌病、病毒性心肌炎、心脏神经症、胸膜炎、慢性阻塞性肺疾病、肺动脉栓塞、胃食管疾病等，以胸痹为主要表现者，可参照本章辨证论治。

第二节 医案举隅

【医案1】痰饮胸痹案

患者施某某，男，68岁，退休工人，江苏南通人，因"背寒、阵发性胸痛2年余"就诊。患者2年前无明显诱因出现背寒，阵发性胸痛，手足不温，曾在当地治疗，诊断为冠心病，予单硝酸异山梨酯、辛伐他汀、氯吡格雷等治疗，背寒及手足不温未除，时有阵发性胸痛发作。

2014年10月28日初诊：患者背寒如手掌大，阵发性胸痛，手足不温，伴少许头晕，无肢体麻痹，无咳嗽、气促，舌淡，苔白腻，脉弦细。体格检查：血压130/70mmHg，脉搏70次/分，呼吸20次/分，神志清，对答合理，表情忧虑，查体合作，双肺呼吸音清，未闻及干、湿啰音，心率70次/分，律整，心尖部可闻及3级收缩期杂音。腹平软，无压痛及反跳痛，肋下肝脾未触及，肠鸣音存。双下肢无浮肿。既往有前列腺癌切除术史2年，有高血压病史5年。心电图：窦性心律，心肌缺血。心脏彩超：高血压心脏病，左心舒张弛缓异常，收缩功能正常。

中医诊断：胸痹（饮阻胸阳）。

西医诊断： 冠状动脉粥样硬化性心脏病。

治法： 温化痰饮。

处方： 苓桂术甘汤加减。桂枝15g，白术15g，炙甘草10g，细辛3g，威灵仙15g。共10剂，水煎服，每日1剂，早、晚分服。

2014年11月12日二诊：患者服药后背寒明显好转，胸痛发作减少，有少许头晕，二便正常，舌边红，苔白腻，脉弦细。证属饮阻胸阳，治疗以温阳化饮、宣通胸阳为法。

处方： 苓桂术甘汤合瓜蒌薤白半夏汤加减。桂枝15g，白术15g，炙甘草10g，细辛3g，瓜蒌15g，薤白15g，法半夏10g，橘皮10g，茯苓30g，丹参20g。共7剂，水煎服，每日1剂，早、晚分服。

2014年11月20日三诊：患者已无背寒，间有胸痛，无头晕，二便正常，舌淡，苔白腻，脉弦细。辨证、治法同前。守上方加枳壳10g，共7剂。

【按】根据患者症状、体征及外院的诊疗过程，胸痹的诊断较为明确。患者老年久病、脾胃受损而致脾胃虚弱，运化失调，体内津液输布不畅，聚而成痰饮之邪停留体内。饮邪致病，变化多端，《金匮要略》中说："夫心下有留饮，其人背寒冷如手大。"水饮留于心下，阴寒之气偏盛，上凌于心。心之俞在背，心阳被抑，不能传输于背，故见背寒、胸痛等症；饮邪上犯，清窍不利，故见头晕；舌淡，苔白腻，脉弦细是有痰饮之象。"治痰饮者，当以温药和之。"本案治以温化痰饮，方用苓桂术甘汤加减。苓桂术甘汤首载于东汉张仲景的《金匮要略》，具有温阳化饮、健脾利湿的作用，主治中阳不足之痰饮，症见胸胁支满，目眩心悸，短气而咳，舌苔白滑，脉弦滑或沉紧。患者初诊治疗后背寒明显好转，有少许头晕，故在原方基础上加瓜蒌薤白半夏汤以温阳化饮、通阳散结、行气宽胸。三诊时患者已无背寒，守上方加枳壳理气宽中。每诊都在巩固的基础上加新药以对证，故患者症状改善明显。

【医案2】肝气郁结胸痹案

患者邓某，男，24岁，大学毕业生，四川人，因"胸部疼痛4个月余"就诊。患者于4个多月前因大学毕业后一直未找到工作而出现前胸部疼痛。曾在当地治疗，做心电图、心脏彩超、胸部CT均未见异常，经治疗后症状无好转（具体治疗不详），现求治于中医。

2013年8月29日初诊： 患者前胸部疼痛，呈游走性、阵发性放电样痛，心情不好时明显，睡眠正常，胃纳正常，无腹痛，无心悸气促，无咳嗽，间有咳痰，量少。舌质淡胖，苔白，脉细弦。体格检查：神志清，表情忧虑，形体适中，面色正常，双肺呼吸音清，未闻及干、湿啰音，心率70次/分，律整，未闻及病理性杂音，腹平软，无压痛及反跳痛，肋下肝脾未触及，肠鸣音正常，双下肢无浮肿。否认胸部外伤史，否认心脏、肺部疼痛病史。

中医诊断： 胸痹（肝气郁结）。

西医诊断： 心绞痛。

治法： 疏肝解郁、行气通阳。

处方： 四逆散加瓜蒌薤白白酒汤合甘麦大枣汤加减。柴胡10g，白芍20g，枳壳10g，法半夏15g，瓜蒌皮10g，薤白10g，郁金15g，香附15g，三七5g，丹参10g，浮小麦30g，大枣15g，炙甘草5g。头煎以水400mL煎取100mL，二煎以水200mL煎取100mL，两煎混合，早、晚分服，共7剂，每日1剂。

2013年9月5日二诊： 患者服药后胸闷痛明显好转，有少许憋闷感，受凉后加重，睡眠可，胃纳正常，二便调，舌边尖红，苔白，脉弦细。患者症状好转，辨证、治法同前，效不更方。守上方，共7剂。另予丹栀逍遥散，每次6g，每日3次，连服1

个月。

【按】《素问·举痛论》云："思则心有所存，神有所归，正气留而不行，故气结矣。"《灵枢·本神》云："愁忧者，气闭塞而不行。"肝为刚脏，主疏泄，喜条达而恶抑郁。患者忧思过度，气郁伤肝，肝木失于疏泄，胸阳不行，致气机阻滞而胸痛；情绪好则肝气得舒，故胸痛轻，情绪不好则肝郁加重，故病亦随之加重；舌质淡胖，苔白，脉细弦乃肝气郁结、胸阳不展之象。《素问·六元正纪大论》曰："木郁达之。"故本案以疏通气机为总治则，治以疏肝解郁、通阳开结，佐以行气散瘀，方用四逆散加瓜蒌薤白白酒汤合甘麦大枣汤加减。其中四逆散出自东汉张仲景的《伤寒论》，主治阳郁厥逆证，可治肝脾气郁证，症见胁肋胀闷、脘腹疼痛、脉弦。甘麦大枣汤出自《金匮要略》，主治精神恍惚，常悲伤欲哭、不能自主、心中烦乱，睡眠不安，甚则言行失常，呵欠频作，舌淡红，苔少，脉细微数，临床常用于治疗癔症、更年期综合征、神经衰弱、小儿夜啼等属心阴不足、肝气失和者。

【医案3】PCI术后胸痹案

患者廖某某，男，57岁，商人，佛山禅城人，因"反复发作胸闷2年多，加重2周"就诊。患者于2年多前无明显诱因出现反复胸闷痛，伴短气，心悸，劳累后易发，曾在外院不规则治疗，症状反复发作。2周前胸闷痛呈持续性，即到西医院诊治，冠脉造影提示右前降支重度狭窄。诊断为冠心病心绞痛，予行PCI治疗。术后患者无胸痛，但仍觉胸闷，服西药治疗效果不显，现来求治于中医。

2012年4月16日初诊：患者觉胸闷，无胸痛，伴倦怠乏力，面淡暗，口淡，不思饮食，怕冷，无心悸气促，大便两日一次，质软成形。舌底脉络迂曲、紫暗，舌淡暗，苔白滑，脉沉细。休格检查：血压110/70mmHg，脉搏65次/分，呼吸20次/分，双肺呼吸音清，未闻及干、湿啰音，心率65次/分，律整，心尖区可闻及3级收缩期杂音，腹平软，无压痛及反跳痛，肋下肝脾未触及，肠鸣音正常，双下肢无浮肿。否认高血压、糖尿病等病史。有吸烟史30多年（每日20支），不嗜酒。心电图正常。

中医诊断：胸痹（脾胃虚弱，寒凝血瘀）。

西医诊断：冠状动脉粥样硬化性心脏病；PCI术后。

治法：温阳散寒，健脾化浊，化瘀通痹。

处方：良附丸合四君子汤加减。高良姜15g，醋香附20g，苍术15g，党参30g，白豆蔻10g，木香15g，厚朴15g，神曲20g，炙甘草5g，延胡索15g。以水400mL煎取200mL，早、晚分服，共3剂，每日1剂。

2012年4月18日二诊：患者服药后精神明显好转，已无胸闷，胃口已开，面色暗，无心悸胸痛，睡眠可，口微淡，二便调，舌淡暗，苔白滑，脉沉细弦。患者凝滞之阴邪已渐散，但瘀血之象仍在，证属脾胃虚弱、寒凝血瘀，治宜温阳散寒，健脾化浊，化瘀通痹。守上方去止痛之延胡索，加丹参20g、桂枝15g以加强通阳化瘀之功，共7剂。

2012年4月25日三诊：患者服药后精神好转，无胸闷胸痛，面色仍暗，无困倦乏力，胃纳正常，二便调，舌淡暗，苔白滑，脉沉细弦。病情向愈，予陈夏六君子丸口服以善其后，每次6g，早、晚各1次。

【按】患者冠心病PCI术后，寒凝、血瘀、痰阻相互交结，痹遏胸阳，阻滞心脉。患者长期嗜烟，伤及脾胃，运化失健，聚湿生痰，痰阻脉络，则气滞血瘀，胸阳失展，故胸痛胸闷；瘀血阻滞，故面色暗；久病伤及脾肾之阳，故怕冷；脾主四肢肌肉，脾虚则失其所主，故困倦乏力；脾胃不足，失其健运，故见口淡，纳果；舌底脉络迂曲、紫暗，舌淡暗，苔白滑，脉沉细乃阳虚夹瘀之象。PCI术后，脾胃虚寒未复，且脉外经络之瘀血未除，故治宜温阳散寒，健脾化浊，化瘀通痹，方用良附丸合四君子汤加减。良附丸出自清代谢元庆的《良方集腋》。功效为温胃理气，用于治疗寒凝气滞，脘痛吐酸，胸腹胀满。《太平惠民和剂局方》中记载，四君子汤的功效为益气健脾，主治脾胃气虚证，症见面色萎白，语声低微，气短乏力，食少便溏，舌淡苔白，脉虚弱。四君子汤是从《伤寒论》中的理中丸脱胎而来的，以性质平和的茯苓易原方中禀性燥烈的干姜，功效由祛除大寒变成温补中气。方中只有人参、白术、茯苓、甘草四味，不热不燥，药力适中，从了"君子致中和"的古意。患者脾胃虚弱，故以四君子汤加减补其脾胃，脾胃强则气血通行流畅，血瘀消散，通则不痛。故患者服药后症状好转，后续用陈夏六君子丸巩固脾胃。

（黄强　练梦结　郭雪宜）

第十五章 汗 证

第一节 概 述

汗证是指人体阴阳失调，营卫不和，腠理失密而引起的汗液外泄。时时汗出，动则益甚者为自汗；睡眠中汗出，醒后汗止者为盗汗。自汗、盗汗作为症状，既可单独出现，也可见于其他疾病过程中。本章着重讨论单独出现的自汗、盗汗。由其他疾病引起者，在治疗原发疾病的基础上，可参考本章辨证论治。

《黄帝内经》对"汗"的生理及病理已有一定的认识，明确指出汗液为人体津液的一种，并与血液有密切关系，即"血汗同源"，故血液耗伤之人，不可再发其汗。《黄帝内经》中还明确指出，生理性汗出与气温高低及衣着厚薄有密切关系。《灵枢·五癃津液别》云："天暑衣厚则腠理开，故汗出；寒留于分肉之间，聚沫则为痛；天寒则腠理闭，气湿不行，水下流于膀胱，则为溺与气。"《素问·宣明五气》云："五脏化液，心主汗。"指出汗与心的关系最为密切。出汗异常的病证有多汗、寝汗、绝汗等称谓。

《金匮要略·水气病脉证并治》首次记载了盗汗的名称，并认为其由虚劳所致者较多。宋代陈无择《三因极一病证方论·自汗证治》中鉴别了自汗与盗汗："无问昏醒，浸浸自出者，名曰自汗；或睡着汗出，即名盗汗，或云寝汗。"《丹溪心法》云：

"自汗属气虚、血虚、湿、阳虚、痰……盗汗属血虚、阴虚。"这是在病理属性上作的概括。

《景岳全书·汗证》对汗证做了系统的整理,认为"自汗、盗汗亦各有阴阳之证,不得谓自汗必属阳虚,盗汗必属阴虚也"。清代叶天士《临证指南医案·汗》谓:"阳虚自汗,治宜补气以卫外;阴虚盗汗,治当补阴以营内。"清代王清任《医林改错·血府逐瘀汤所治症目》对血瘀所致自汗、盗汗的治疗方药做了补充。

汗证常因体虚久病、肺卫表虚受风、思虑烦劳过度、情志失调、饮食不节等导致肌表疏松,表虚不固,腠理开泄而发,或为津液不能自藏而外泄。

汗证的基本病机为阴阳失调,腠理不固,营卫失和,而致津液外泄失常,常有三类演变:一是表卫失司,包括肺气不足或营卫不和,以致卫外失司、津液外泄,可见汗出恶风、体倦乏力、面色少华;二是心液不藏,可见心悸怔忡、失眠多梦;三是阴虚火旺或邪热郁蒸、逼津外泄,可见五心烦热,或兼午后潮热、两颧色红、口渴等阴虚症状,或出现蒸蒸汗出、汗黏、面赤烘热等邪热郁蒸之症状。

西医学中甲状腺功能亢进、自主神经功能紊乱、风湿热、低血糖、虚脱、休克、结核病、肝病、黄疸等所致的自汗、盗汗,可参考本章辨证论治。

第二节　医案举隅

【医案1】阳虚汗漏案

患者曹某某,女,51岁,已婚,家庭主妇,佛山禅城人,因

"多汗5年余"就诊。患者于5年多前无明显诱因出现全身多汗，夜间睡眠因出汗多要换三件衣服，曾在外院门诊治疗，诊断为"更年期综合征"，服中西药（具体不详）无好转。

2021年2月22日初诊：患者全身多汗，既自汗又盗汗，活动后更明显，伴背寒，疲倦乏力，恶风寒，手足冰凉，无阵发性发热，胃纳可，口淡，耳鸣，二便通畅。舌淡红，苔白，脉沉细。体格检查：神志清，对答合理，表情忧虑，查体合作，双肺呼吸音清，未闻及干、湿啰音，心率70次/分，律整。腹平软，无压痛及反跳痛，肋下肝脾未触及，肠鸣音存。双下肢无浮肿。发病以来患者无消瘦、手抖等症。

中医诊断：汗证（少阴阳虚，卫外不固）。

西医诊断：多汗症。

治法：益气温阳，固表止汗。

处方：桂枝甘草龙骨牡蛎汤合玉屏风散加减。黄芪30g，肉桂10g，防风10g，白术15g，炙甘草10g，制附子（先煎）15g，煅龙骨（先煎）30g，煅牡蛎（先煎）30g。以水400mL，煎30分钟，煮取200mL，每日1剂，共7剂，早、晚分服。

2021年3月1日二诊：患者服药后背寒及出汗均明显好转，疲倦乏力减轻，夜间出汗少，不需换衣服，胃纳可，口淡，耳鸣减轻，二便通畅。舌淡红，苔白，脉沉细。辨证、治法同前。药已对证，治疗上继续以大补元气、温阳填精、固表止汗为法。守上方加山萸肉15g、红参6g、鹿角胶6g，红参另炖，鹿角胶烊化，共7剂。

【按】《灵枢·营卫生会》中云："人有热，饮食下胃，其气未定，汗则出，或出于面，或出于背，或出于身半，其不循卫气之道而出，何也？岐伯曰：此外伤于风，内开腠理，毛蒸理泄，卫气走之，故不得循其道。此气剽悍滑疾，见开而出，故不得从其道，故命曰漏泄。"即外受风邪侵袭、内受食热之气的影响可导致腠理开泄，毛孔张大而汗液蒸腾，在肌表腠理疏松的地方，卫气流泄而不能按照其原来的通路循行。卫气的性质剽悍滑利，行走迅速，遇到开放的孔道就会流泻而出，这被命名为漏泄。此病在绝经早期出现，未到七七之年而天癸竭，失其固摄之功，则营卫之气不得循其道，故见自汗及盗汗；背为阳之府，少阴真阳不足，不能温督脉及太阳经脉，故背寒甚；"肾气通于耳，肾和则耳能闻五音矣"，今肾阳虚，耳失所养，故耳鸣；疲倦乏力，口淡，舌淡红，苔白，脉沉细是阳气虚之象。本案治以补气固表，方用桂枝甘草龙骨牡蛎汤合玉屏风散加减，温阳填精，固表止汗有奇功。桂枝甘草龙骨牡蛎汤出自《伤寒论》，主治心阳不足证，症见烦躁不安，心悸，失眠，心胸憋闷，畏寒肢冷，气短自汗，面色苍白，舌淡苔白，脉迟无力。患者气血衰少，兼久病伤阳，故可用桂枝甘草龙骨牡蛎汤温补心阳，安神定悸。玉屏风散具有益气固表止汗之功效。主治表虚自汗证，症见汗出恶风，面色㿠白，舌淡，苔薄白，脉浮虚。亦治虚人腠理不固，易感风邪。患者经初治后症状改善，但元气仍不足，故继续以大补元气、温阳填精、固表止汗为法。加用山萸肉、红参、鹿角胶以补益肝肾、大补元气、益气固脱，药对其证，故患者症状较前明显改善。

【医案2】太阳表郁汗证案

患者彭某某，男，46岁，农民工，湖南人，因"上半身出汗半年多"就诊。患者半年前无明显诱因出现上半身出汗较多，活动后明显，下半身无汗，伴全身皮肤散在皮疹，瘙痒，无发热恶寒。曾在外院诊断为"自主神经紊乱"，经治疗症状无好转。

2014年6月20日初诊：患者上半身出汗，活动后汗出明显，下半身无汗，伴全身皮肤散在皮疹，口干，大便调，小便通畅，舌红，苔薄黄，脉浮缓。体格检查：神志清，查体合作。脑神经检查正常，四肢肌张力正常，四肢肌力5级，指鼻试验准确，双侧跟-膝-胫试验准确，双侧快复轮替试验灵活，左侧腹壁反射稍减弱，双侧肢体针刺觉对称、无减退，病理征未引出。

中医诊断：汗证（太阳表郁）。

西医诊断：自主神经紊乱。

治法：辛温解表。

处方：桂枝麻黄各半汤。泡麻黄3g，桂枝10g，赤芍10g，大枣15g，生姜10g，杏仁10g，土茯苓45g，炙甘草5g，防风10g。以水400mL煎取200mL，早、晚分服，共7剂，每日1剂。

2014年6月27日二诊：患者服药后头汗减少，下半身有汗出，双下肢仍无汗，全身皮疹减退，口干改善，大便质软成形，小便正常，舌红，苔薄黄，脉浮缓。辨证、治法同前，效不更方。

2014年7月6日三诊：患者服药后上半身出汗减少，双下肢少许出汗，皮疹消退，无口干，二便正常，舌淡红，苔薄白，脉细。证属太阳表郁，治宜益气固表，养血祛风。

处方：当归饮子加减。熟地黄20g，白芍15g，川芎10g，当归10g，黄芪20g，乌豆衣15g，白蒺藜15g，荆芥10g，防风10g。以水400mL煎取200mL，早、晚分服，共7剂，每日1剂。

【按】患者活动时出汗增多，属于自汗范畴。风寒犯表，营阴被郁，无汗恶寒，用麻黄汤；风邪伤卫，营弱而卫强，汗出恶风者，用桂枝汤。太阳表郁轻症乃风邪犯表，太阳表郁，日久不解，阳气怫郁在表，邪气欲从表出，故上半身出汗，但汗出不畅，下半身无汗；邪微而游行于皮肤，故见身痒，出皮疹；邪气郁表，肺气不宣，津液输布失常，故口干；舌红，苔薄黄，脉浮缓是外邪郁表之象。桂枝麻黄各半汤出自《伤寒论》，具有辛温轻散、小汗解表之功效。《伤寒论》曰："太阳病，得之八九日，如疟状，发热恶寒，热多寒少，其人不呕，清便欲自可，一日二三度发。脉微缓者，为欲愈也；脉微而恶寒者，此阴阳俱虚，不可更发汗、更下、更吐也；面色反有热色者，未欲解也，以其不能得小汗出，身必痒，宜桂枝麻黄各半汤。"患者属外邪郁表之证，故治以辛温轻剂，小发其汗，方用桂枝麻黄各半汤加减而愈。

【医案3】营卫不和汗证案

患者李某，男，41岁，货车司机，湖南人，因"多汗1年多"就诊。患者1年多前因长期熬夜开车出现多汗，白天出汗，无消瘦、潮热、咳嗽等症，曾在外院诊断为"自主神经紊乱"，治疗后症状无好转（具体不详），现来求治于中医。

2013年2月28日初诊：患者多汗，白天全身出汗，动则尤甚，汗出染衣，伴恶风，无盗汗，睡眠不好，多梦，头痛，口淡，口干，无多饮，无多食，二便正常，面色略暗，舌质淡红，苔白腻，脉弦细。体格检查：神志清，对答合理，精神疲倦，查体合作，心肺听诊无特殊。腹平软，无压痛及反跳痛，肋下肝脾未触及，肠鸣音存。既往有糖尿病病史多年，长期服用降糖药，血糖控制良好。

辅助检查：肾功能七项中总胆固醇升高，为6.53mmol/L，心功能七项中CK-MB升高，为44IU/L，余无异常。脑电图为大致正常脑电图。头颅CT未见异常。

中医诊断：汗证（营卫不和）。

西医诊断：自主神经紊乱。

治法：调和营卫，固摄敛汗。

处方：桂枝汤加减。桂枝15g，白芍15g，煅龙骨20g，煅牡蛎20g，炙甘草10g，大枣15g，生姜15g，山萸肉15g，枸杞子15g，五味子5g，麻黄根30g，鹿角胶（烊化）10g，制附子（先煎）10g。以水400mL煎取200mL，早、晚分服，共7剂，每日1剂。

2013年3月7日二诊：患者服药后出汗明显减少，活动后微汗出，无恶风，无头痛，睡眠较差，多梦，大便正常，小便调。

舌质淡红，苔白腻，脉弦细。患者病情好转，辨证、治法同前。睡眠不好、多梦，乃因营阴不足，神不内守。上方去生姜，加茯神30g、莲子肉30g，共7剂。

2013年3月14日三诊：患者服上方后基本无异常出汗，容易疲劳，睡眠好转，无头痛，二便调，口淡，无多食，舌质淡，苔白，脉细。此乃气虚之象，治宜益气健脾。

处方：六君子汤加减。党参20g，白术20g，茯苓15g，炙甘草5g，制半夏10g，陈皮5g，山药15g，桂枝10g。以水400mL煎取200mL，早、晚分服，共7剂，每日1剂。

【按】阳加于阴谓之汗。劳倦伤正，阴阳失调，营卫失和，腠理不密，故见汗出、恶风；卫表虚，风邪上扰，清窍不利，故头痛；营阴不足，心神不宁，故睡眠不好，多梦。常无病而自汗出，与病后多汗，皆属表虚，卫气不固，荣血漏泄。自汗宜补阳调卫，加以收汗之剂。桂枝汤出自《伤寒论》第53条："病常自汗出者，此为荣气和，荣气和者，外不谐，以卫气不共荣气谐和故尔。以荣行脉中，卫行脉外，复发其汗，荣卫和则愈，宜桂枝汤。"风寒在表，当用辛温发散以解表，但本证属表虚，腠理不固，且卫强营弱，所以既用桂枝为君药，解肌发表，散外感风寒，又用芍药为臣药，益阴敛营。桂、芍相合，一治卫强，一治营弱，合则调和营卫，是相须为用。生姜辛温，既助桂枝解肌，又能暖胃止呕；大枣甘平，既能益气补中，又能滋脾生津。姜、枣相合，还可以升腾脾胃生发之气而调和营卫，所以并为佐药。炙甘草之用有二：一为佐药，益气和中，合桂枝以解肌，合芍药以益阴；一为使药，调和诸药。所以本方虽只有五味药，但配伍严谨，散中有补，故柯琴在《伤寒附翼》中赞桂枝汤"为仲景群方之魁，乃滋阴和阳、调和营卫、解肌发汗之总方也"。本案患者属营卫不和，故用桂枝汤加收敛固涩之剂调和营卫、固摄敛汗而愈。

（吴海科　黄婷婷　黄珊）

第十六章 咳　　嗽

第一节 概　　述

咳嗽是因邪客肺系，肺失宣肃，肺气上逆所致，以咳嗽、咳痰为主要症状。分而言之，有声无痰为咳，有痰无声为嗽，一般多痰声并见，难以截然分开，故以咳嗽并称。

咳嗽按病因可分为外感咳嗽和内伤咳嗽两大类。外感咳嗽为六淫外邪侵袭肺系；内伤咳嗽为脏腑功能失调，内邪干肺。不论邪是从外而入，还是自内而发，均可引起肺失宣肃、肺气上逆而致咳嗽。

《黄帝内经》列有咳嗽专论，对其病因、病机、证候分类和治疗都有详细的论述。《素问·咳论》曰："皮毛者，肺之合也。皮毛先受邪气，邪气以从其合也。其寒饮食入胃，从肺脉上至于肺则肺寒，肺寒则外内合邪，因而客之，则为肺咳。"又谓："五脏六腑皆令人咳，非独肺也。"说明外邪犯肺和其他脏腑功能失调、内邪干肺均可导致咳嗽，咳嗽不只限于肺，也不离乎肺。《黄帝内经》将咳嗽划分为五脏之咳和六腑之咳，为咳嗽的辨证奠定了理论基础。《伤寒杂病论》中创立了治虚火咳逆的麦门冬汤，至今仍为临床所常用。

明清时期，咳嗽的辨证论治趋于完善。《景岳全书·咳嗽》曰："以余观之，则咳嗽之要，止惟二证，何为二证？一曰外感，一曰内伤，而尽之矣。"执简驭繁地将咳嗽分为外感和内伤两大类，并提出外感咳嗽宜"辛温发散"为主，内伤咳嗽宜以"甘平养阴"为主的治疗原则，丰富了咳嗽辨证论治的内容。至今仍为临床所遵循。明代王纶的《明医杂著·咳嗽》提出咳嗽的治疗须分新久虚实。清代喻嘉言的《医门法律》论述了燥的病机及其伤肺为病而致咳嗽的证治，创清燥救肺汤治疗燥咳，还论述了温润、凉润等治咳之法，对后世有颇多启迪，至今对临床仍有参考价值。叶天士阐明了咳嗽的基本规律和治疗原则，《临证指南医案·咳嗽》云："咳为气逆，嗽为有痰。内伤外感之因甚多，确不离乎肺脏为患也。若因于风者，辛平解之；因于寒者，辛温散之；因于暑者，为熏蒸之气，清肃必伤，当与微辛微凉。"

咳嗽的基本病机为邪犯于肺，肺失宣肃，肺气上逆。肺主气，司呼吸，开窍于鼻，外合皮毛，内为五脏六腑之华盖，其气贯百脉而通他脏。由于肺体清虚，不耐寒热，故被称为娇脏，易受内外之邪侵袭而致病。肺为邪干，肺失宣肃，肺气上逆，发为咳嗽。《医学心悟》谓："肺体属金，譬若钟然，钟非叩不鸣，风寒暑湿燥火六淫之邪，自外击之则鸣，劳欲情志，饮食炙煿之火，自内攻之则亦鸣。"

咳嗽既是独立性的病证，又是肺系多种疾病的一个症状。西医学中急性支气管炎、慢性支气管炎、部分支气管扩张症、慢性咽炎等可参考本章辨证论治。其他疾病如肺痈、肺痿、风温、肺痨等兼见咳嗽者，须参阅有关章节辨证求因，进行处理，亦可与本章互参。部分慢性咳嗽经久反复，可发展至喘，称为咳喘，多表现为寒饮伏肺或肺气虚寒的证候，属痰饮病中的"支饮"或"喘证"。

第二节　医案举隅

【医案1】风邪犯表咳嗽案

患者卢某某，男，68岁，退休工人，佛山禅城人，因"咳嗽1天"就诊，患者1天前吹风后出现咳嗽，入夜咳甚，整夜咳嗽，难以入睡，服异丙嗪止咳液未能止咳。

2015年6月9日初诊：患者咳嗽，流涕，咽痒，干咳无痰，无发热恶寒，无气促胸痛，无口干苦，二便通畅。舌淡，苔白，脉浮细。体格检查：体温36.5℃，脉搏80次/分，呼吸20次/分，血压120/80mmHg，神志清，对答合理，表情忧虑，查体合作，咽充血（＋），双扁桃体无肿大，心肺听诊无特殊。腹平软，无压痛及反跳痛，肋下肝脾未触及，肠鸣音存，双下肢无浮肿。有高血压、糖尿病等病史13年，长期服药治疗。

中医诊断：咳嗽（风邪犯表）。

西医诊断：急性支气管炎。

治法：疏风散表、祛风止咳。

处方：止嗽散加减。紫菀15g，白前10g，浙贝母15g，炙甘草10g，制陈皮10g，荆芥穗5g，茯苓15g，桑叶15g，蝉蜕15g，百部10g，菊花15g，辛夷5g。以水400mL煎取200mL，早、晚分服，共3剂，每日1剂。

2015年6月12日二诊：患者服药后当晚咳嗽即止，睡眠好，现间有咳嗽，早上有痰，胃纳正常，二便通畅，舌淡，苔白，脉细。病情好转，辨证、治法同前。

处方：止嗽散加减。紫菀15g，白前10g，浙贝母15g，炙甘草10g，制陈皮10g，茯苓15g，桑叶15g，党参15g，百部10g，北杏仁15g，紫苏梗20g，五味子10g。以水400mL煎取200mL，早、晚分服，共3剂，每日1剂。

【按】肺主表，合皮毛，患者久病伤正，卫表不固，风邪犯表，肺气失宣，故咳嗽，咽痒；入夜卫气入阴分，不能与邪争，故咳甚；舌淡，苔白，脉浮细是风邪犯表之象。《黄帝内经》曰："因其轻而扬之。"本案治以疏风散表、祛风止咳，方用止嗽散加减。止嗽散出自《医学心悟》，书中言其"治诸般咳嗽"，具有辛温解表、宣肺疏风、止咳化痰之功效，主治外感咳嗽，症见咳而咽痒，咳痰不爽，或微有恶风发热，舌苔薄白，脉浮缓。临床用于治疗上呼吸道感染，如支气管炎、百日咳等属表邪未尽，肺气失宣者。方中紫菀辛温润肺，苦温下气，补虚调中，消痰止渴，治寒热结气，咳逆上气；百部甘苦微温，能润肺，治肺热咳呛；白前辛开苦降，微温不燥，长于降气化痰；陈皮调中快膈，导滞消痰；甘草炒用气温，补三焦元气而散表寒。全方温润和平，温而不燥，润而不腻，散寒不助热，解表不伤正，故患者服药后咳嗽即止。

【医案2】支气管扩张案

患者苏某某，女，36岁，个体经营者，佛山高明人，因"反复咳嗽、咳痰10多年"就诊。患者10多年前无明显诱因反复出现咳嗽、咳痰，且容易感冒，每因外感诱发或加重，痰多，早上起床后会咯大量稀白痰，胃纳一般。曾在外院诊治，诊断为支气管扩张并感染，予抗感染、化痰止咳等治疗，症状能暂时缓解，但平时仍易于外感，外感后症状会再发并加重，近半年症状持续不能缓解，用抗生素效果不好，现来求治于中医。

2015年6月5日初诊：患者咳嗽，痰多，色白而稠，早上明显，难咯出，无发热恶寒，口干苦，舌质淡红，苔白，脉浮。体格检查：神志清，对答合理，表情自然，查体合作，咽无充血，双扁桃体无肿大，未见脓点，双肺呼吸音清，双下肺可闻及少量干、湿啰音，心率70次/分，律整。腹平软，无压痛及反跳痛，肋下肝脾未触及，肠鸣音存。双下肢无浮肿。胸部X线片：双肺支气管扩张并感染。

中医诊断：咳嗽（肺脾两虚）。

西医诊断：支气管扩张并感染。

治法：益气健脾、解肌和营、化痰止咳。

处方：桂枝加厚朴杏子汤、补肺汤合葶苈大枣泻肺汤加减。黄芪30g，党参30g，葶苈子30g，大枣30g，桑白皮15g，厚朴20g，北杏仁15g，桂枝15g，白芍15g，炙甘草10g，紫菀15g，五味子10g。以水400mL煎取200mL，早、晚分服，共15剂，每日1剂。

2015年6月20日二诊：患者服药后咳嗽好转，痰较多，白稠，易咯出，二便正常，胃纳一般，舌淡红，苔白，脉细。辨证、治法同前，守上方，再服15剂。

2015年7月10日三诊：患者服药后咳嗽较前减轻，痰量减少，质稀微黄，易咯出，胃纳一般，大便秘结，舌淡红，苔白，脉细。辨证、治法同前，上方加紫苏子15g、莱菔子30g加强化痰止咳之力，共15剂。

【按】咳嗽有外感、内伤之别。《黄帝内经》谓："此皆聚于胃，关于肺，使人多涕唾。"本例患者属肺脾两虚范畴，治疗以益气健脾、解肌和营、化痰止咳为法，方用桂枝加厚朴杏子汤、补肺汤合葶苈大枣泻肺汤加减。其中葶苈大枣泻肺汤出自《金匮要略》："支饮不得息，葶苈大枣泻肺汤主之。"主治肺痈、喘不得卧、胸满胀、一身面目浮肿、鼻塞、清涕出、不闻香臭酸辛、咳逆上气、喘鸣迫塞、支饮胸满者。针对患者肺脾两虚的情况，用葶苈大枣泻肺汤合桂枝加厚朴杏子汤、补肺汤而获效。

【医案3】肺肾阴虚咳嗽案

患者陈某某，女，84岁，退休工人，佛山禅城人，因"反复咳嗽1年余"就诊。患者近1年来外感后反复发作咳嗽，曾在呼吸科门诊治疗，诊断为支气管炎，予抗感染、止咳平喘西药治疗，咳嗽有所减轻，但仍有阵发性咳嗽，咳甚则小便失禁、腰痛，现来诊要求中药治疗。

2015年6月8日初诊：患者咳嗽，咳甚则腰痛，伴尿失禁，咽干，有灼热感，口干多饮，痰多，色白而稠，无发热恶寒，舌红，苔少白稍干，脉细数。体格检查：体温36.0℃，脉搏85次/分，呼吸20次/分，血压140/90mmHg，神志清，对答合理，表情痛苦，查体合作，心肺呼吸音粗，未闻及明显干、湿啰音，心率85次/分，律不整，心尖区可闻及3级收缩期杂音，腹平软，无压痛及反跳痛，肋下肝脾未触及，肠鸣音存。双下肢无浮肿。既往有高血压史20多年，糖尿病、脑梗死史15年，腰椎间盘突出史2年多。胸部X线片未见异常。

中医诊断：咳嗽（肺肾阴虚）。

西医诊断：支气管炎。

治法：滋肾润肺，化痰止咳。

处方：百合固金汤加减。生地黄15g，熟地黄15g，玄参15g，浙贝母20g，麦冬10g，白芍15g，当归5g，桔梗10g，百合30g，甘草3g，芡实30g，金樱子30g。以水400mL煎取200mL，早、晚分服，共7剂，每日1剂。

2015年6月15日二诊：患者服药后咳嗽减轻，痰白稠难咯出，咽干，无气促，口干不欲饮，腰痛，无发热，大便干结，舌红，苔白，脉细。药已对证，治疗继续以滋肾润肺、化痰止咳为法，上方去金樱子，加紫菀15g化痰止咳，共7剂。

【按】患者年老体弱，肺肾阴虚，津液灼而为痰，痰浊壅肺，肺失宣降，故见咳嗽；肾虚则腰府失养，故咳甚腰痛；肾虚则膀胱气化失司，故见尿失禁；肺肾阴虚，虚火上炎，故咽干、有灼热感，口干多饮等；舌红，苔少白稍干，脉细数是肺肾阴虚之象。患者年老多病，身体虚弱，因外感后反复发作咳嗽，咳甚则小便失禁，正如《黄帝内经》所说："肾咳不已，则膀胱受之，膀胱咳状，咳甚遗溺。"本案方用百合固金汤加减。百合固金汤主治肺肾阴亏、虚火上炎证，症见咳嗽气喘，痰中带血，咽喉燥痛，头晕目眩，午后潮热，舌红少苔，脉细数。临床常用于治疗肺结核、慢性支气管炎、支气管扩张咯血、慢性咽喉炎、自发性气胸等属肺肾阴虚，虚火上炎者。故本案以滋肾润肺、化痰止咳为法，方用百合固金汤加减而获效。

（哈筱君）

中英文对照

C
CHM：心脏血流动力学监测
CK-MB：肌酸激酶同工酶（杂化型）
CTA：计算机体层血管成像

D
DR：数字X射线摄影

G
GCS：格拉斯哥昏迷量表

M
MRA：磁共振血管成像

N
NIHSS：美国国立卫生研究院卒中量表

P
PCI：经皮冠脉介入术

T
TCD：经颅多普勒超声

参 考 文 献

[1] 张伯礼，薛博瑜．中医内科学[M]．2版．北京：人民卫生出版社，2012．

[2] 吴勉华，石岩．中医内科学[M]．5版．北京：中国中医药出版社，2021．

[3] 李冀，左铮云．方剂学[M]．5版．北京：中国中医药出版社，2021．

[4] 张介宾．景岳全书：上[M]．李继明，等整理．北京：人民卫生出版社，2017．

[5] 张介宾．景岳全书：下[M]．李继明，等整理．北京：人民卫生出版社，2017．

[6] 陈士铎．本草新编[M]．2版．柳长华，等校注．北京：中国中医药出版社，2008．

[7] 刘永升，等．全本黄帝内经[M]．北京：华文出版社，2009．

[8] 陶节庵．伤寒六书[M]．黄瑾明，傅锡钦，点校．北京：人民卫生出版社，1990．

[9] 张仲景．伤寒论[M]．2版．王叔和，集；林忆，诠次；杨金萍，罗良，何永，校注．北京：中国中医药出版社，2021．

[10] 张仲景．金匮要略[M]．于志贤，张智基，点校．北京：中医古籍出版社，1997．

[11] 王永炎，严世芸．实用中医内科学·肝胆病证[M]．2版．上海：上海科学技术出版社，2009．

[12] 张伯礼，吴勉华．中医内科学[M]．4版．北京：中国中

医药出版社，2017．

[13] 倪忠根．五书"论痉"的异同考辨[J]．实用中医内科杂志，2008，22（2）：15-16．

[14] 王恒照．《金匮要略》痉证研讨[J]．辽宁中医杂志，1991，18（5）：1-4．

[15] 郝伟，于欣．精神病学[M]．7版．北京：人民卫生出版社，2013．

[16] 李经纬，等．中医大辞典[M]．2版．北京：人民卫生出版社，2004．

[17] 古春青，赵铎．郑绍周教授采用补肾法治疗帕金森病经验[J]．中医研究，2016，29（3）：56-57．

[18] 余小萍，方祝元．中医内科学[M]．3版．上海：上海科学技术出版社，2018．

[19] 吴谦，等．医宗金鉴心法集要[M]．余瀛鳌，等编选．沈阳：辽宁科学技术出版社，2007．

[20] 朱震亨．丹溪心法[M]．鲁兆麟，等点校．沈阳：辽宁科学技术出版社，1997．

[21] 尤在泾．伤寒贯珠集[M]．北京：中国医药科技出版社，2022．

[22] 李时珍．本草纲目：白话手绘彩图典藏本[M]．光子，编著．天津：天津科学技术出版社，2018．

[23] 黄宫绣．本草求真[M]．席与民，朱肇和，点校．北京：人民卫生出版社，1987．

[24] 李梅．中医药学基础[M]．2版．北京：中国医药科技出版社，2009．

[25] 刘孝培，邱宗志，周志枢，等．景岳全书·杂证谟选读[M]．邱宗志，李戎，吴愚，等点校．重庆：重庆大学出版社，1988．

[26] 陈艳成. 内科学[M]. 重庆: 重庆大学出版社, 2016.

[27] 周幸来. 神经精神疾病临证药对[M]. 北京: 人民军医出版社, 2014.

[28] 李时珍. 本草纲目[M]. 朱斐, 等译注. 南昌: 二十一世纪出版社, 2017.

[29] 谢芝宏, 马丹梅, 贺军. 针灸联合中药治疗周围性面瘫的临床概况[J]. 中华针灸电子杂志, 2021, 10 (3): 108-110.

[30] 陈宝国, 张光荣. 经典临证思维案例实训[M]. 北京: 中国中医药出版社, 2020.

[31] 萧步丹. 岭南采药录[M]. 广州: 广东科技出版社, 2009.

[32] 李灿东, 方朝义. 中医诊断学[M]. 5版. 北京: 中国中医药出版社, 2021.

[33] 李恒. 袖珍方[M]. 杨金萍, 等校注. 北京: 中国中医药出版社, 2015.

[34] 张仲景. 金匮要略[M]. 何任, 何若苹, 整理. 北京: 人民卫生出版社, 2017.

[35] 太平惠民和剂局. 太平惠民和剂局方[M]. 刘景源, 整理. 北京: 人民卫生出版社, 2017.

[36] 苏晶, 袁世宏. 黄帝内经[M]. 北京: 中信出版社, 2013.

[37] 张仲景. 伤寒论[M]. 黄凯文, 整理. 广州: 广东科技出版社, 2021.